世界の最新医学が証明した

根こそぎ「疲れ」がとれる究極の健康法

アチーブメント出版

はじめに　なぜか「疲れ」がとれない不思議

「疲れやすい。いつもどこか調子がよくない。でも原因はわからない……」

仕事、家事、子育て――忙しい毎日のなかで、なんとなくの疲れ・不調を抱えている人たちがたくさんいます。

寝ているはずなのに疲れている。
休む暇がなく疲れている。

両者には共通点があります。「なぜいつも疲れているのか？」「どうすれば回復するのか？」について、はっきりとした答えをもっていないことです。

「根こそぎ疲れがとれる」と聞くと、どんなイメージをもちますか？

◎溜まっていた疲労が一気に抜ける
◎回復スピードが劇的に速まる

こんなふうに考えますか？　わたしは患者さんに対してこう説明します。

「医学でいう回復力とは自然治癒力を指します。細胞分裂のスピードそのものです。私たちの回復力がいちばん高かったのは生まれたばかりのときで、回復力も回復スピードも年齢や遺伝的要因などに応じて人それぞれの限界値があります。

しかし、回復のポテンシャルを100パーセント発揮できている人はほとんどいないので、今よりも元気な状態をつくることは必ずできます」

細胞が栄養を補給して修復・再生し、新たなエネルギーを産生する。この回復メカニズムを少しでも早く、ラクにするために、サプリメント、栄養ドリンク、寝具、ウェア、マッサージなど——さまざまな商品・サービス・情報が世に溢れています。

それらを駆使してカラダを休めているつもりの人がたくさんいます。しかし、さまざまなツールでは、そこまでカラダは癒えません。疲労回復に気を遣いながら、間違った方法で自ら回復を阻害してしまっている人がごまんといるのです。

疲れが溜まっているという人に「何をしていますか？」と質問すると、「毎日の半身浴が最高の疲労回復です」と堂々とした答えが返ってきます。なぜそのリカバリー方法がよいと思い込んでしまうのでしょうか？

半身浴をすれば血行が促進されて、リラックスした環境で気分もリフレッシュします。疲労が抜ける感覚はあるものの、カラダはそこまで回復していません。

ほんとうにカラダが回復していれば、寝ないでも食べないでも半身浴だけをしていれば疲労は解消します。しかし、どんなに忙しい人でも寝ずに食べずに活動し続けることはできません。毎日1時間の半身浴をしているのであれば、その時間を睡眠に充てたほうがよほどカラダは回復します。

私たちはカラダを労わるどころか、気づかないうちに、自ら回復を妨げる。回復力を下げてしまうような方法を繰り返しています。そうしてカラダが不調になり、場合によっては壊してしまい、病院に駆け込みます。

医師は患者さんの病気や怪我を治すことはできません。駆け込んだ先の病院では正しい現状把握（診断）をおこない、治療（薬など）が処方されますが、あくまで治す、回復させるのは自分のカラダです。

当院でも症状に対してその場で痛みをなくしたり、構造上壊れてしまった部位をできるだけ元に戻す治療をするわけですが、回復は患者さん自身の力でしかできないのです。わたしを含むすべての医療行為は、人間の回復力を駆使しておこなわれます。

高度な技術の脳外科、心臓外科の手術が成功しても回復力が低くて感染症を起こしたり、傷口が塞がらなかったりすれば手術が成功しても患者さんは助からないでしょう。

最高の医療に巡り会うにはタイミング、お金、運が必要です。しかし、自分の健康管理は、今この瞬間から改善できます。

あなたは自分の回復ポテンシャルを100パーセント発揮できていますか？

根こそぎ「疲れ」をとるための方法は、優先順位がはっきりと決まっています。回復力を50パーセントしか発揮できていない人が、それらを守って80パーセントまで出せるようになれば「昔より疲れにくくなった」「20代のころ並みに回復が早くなった」ということが起こります。回復のポテンシャルを発揮できれば、病院にも道具にも頼る必要はありません。より健康なカラダに近づいていることも意味します。

いつもエネルギッシュな人はメンタルも強いのですが、この本ではフィジカルな面からアプローチして、誰でも最大に活動し、最大に回復するための究極の健康法をお伝えします。

ハリウッドスターや超多忙なウォール街のビジネスパーソン、トップアスリートも実践している、世界の最新医学が証明する方法です。

あなたは正しい疲れの癒し方を知っていますか？

疲労を解消したければ、最新の医学データに基づく知見が必要です。この本を読み終えたときには、疲労や不調の原因を自己診断できるようになっているはずです。

「どうすればカラダは回復するのか？」

この問いに対する最高の答えを手にしているでしょう。

目次

第3章

最新医学が教える根こそぎ「疲れ」をとる方法

◎睡眠

◎食事

◎運動

第4章
回復力を高める機能運動性トレーニング

第5章 疲労に関するさまざまな疑問

別冊付録

回復力を高めるエクササイズ

第１章

世界の最新医学からみる疲労のメカニズム

疲労が「溜まる」ことはあるのか？

「疲れが溜まっちゃって……」とよく言います。「溜まる」とは体力の減った状態が長時間続いている状態です。

疲労がわかりにくいのは、痛みと同じように感覚的なものだからです。症状、現象のため、どこまでいけば疲れていて、どこまでが疲れていないのかボーダーラインがわかりにくいのです。痛みのほうがまだはっきりと自覚できます。疲労はなかなか数値で測れるものではありません。

「どのくらい疲れているか？」を聞くことはできます。朝、目覚めたときにカラダはどのような状態ですか？　次の質問に答えてみましょう。

疲労度セルフチェック

- □０〜１００で評価すると自分のコンディションは80以下だ
- □前夜と比較して体重の増減が激しい
- □朝から食欲がない
- □前日と比較して心拍数が大きく変わっている

当てはまるほど疲労が蓄積されています。ただし、体重と心拍数以外の答えはどれも感覚的です。「どんな物質がどれだけ出ているから疲れている」という診断は、現代医学では難しいのです。

人間の体力は25歳ごろを境に、トレーニングしなければ下がり続けます。誰にでも肉体的なピークはあります。たとえば、学生時代は体力が１００あった人も、何もしないと80、70と上限が下がってしまいます。

しかし、生活習慣を変えることでピークを過ぎても、年々体力を上げることは可能です。なぜなら、アスリートでもないかぎり、カラダのポテンシャルを100パーセント発揮している人はいないからです。

健康の指標として平均寿命が取り沙汰されますが、平均寿命が延びているのは医療の進歩や殺されるリスクが減ったからです。マイナスファクターを排除して長生きできているだけで、人間本来のカラダのスペックはそれほど大きく変わっていないはずです。ただ、年々カラダのポテンシャルを発揮する、チューニングするノウハウは進化しています。

よく「江戸時代の人は現代人よりも足が速かった」「昔の食事は健康的だった」ということが言われますが、信憑性に欠ける話だと思います。比較しようがないのですが、文部科学省の統計を見ても、平均身長は伸びています。スポーツの分野で記録が更新され続けるのは、カラダのことが少しずつわかってきて食事やトレーニング方法が進化しているからです。

もちろん、成長期のたんぱく質量や運動量が骨格を決めるため、親や祖父母世代よりも必ず体格のいい子が育つというわけではありません。
　また江戸時代の赤ん坊を現代に連れてきて育てれば、ずっと体格のいい子に育つはずです。栄養状態が江戸時代よりも現代のほうが圧倒的によいので当然です。たんぱく質が成長期にしっかりと摂れなければ、いくら遺伝子が優秀でも体格はよくならないでしょう。

　日本は平均寿命（女性）が世界一の長寿国です※1。しかし、わたしの年齢で調べるとジャンクフードと肥満大国のアメリカ人と、日本人の余命はまったく同じです。私たちが知りたいのは、現在の年齢からあとどのくらい生きられるかでしょう。こちらのデータのほうが重要です。
　平均寿命とは生まれたばかりの子どもがどれだけ生きるのかという統計ですが、幼い子どもの死亡数や出産時の事故など、さまざまな要因が関与するので、私たちの今後の人生の長さには参考にしにくいのです。

　ソーシャルセキュリティ（https://www.ssa.gov/cgi-bin/longevity.cgi）というアメリカの年金サイトでは、自分があと何年生きられるかの統計が出ます。わたしがアメリカ人として打ち込んだ年齢と日本の厚生労働省の統計（平成28年）ではまったく年齢に差がありません。また年齢によってはアメリカ人のほうが長生きです。私たち日本人はアメリカ人と比べても決して長生きではなく、平均寿命の長さから日本の食事や生活習慣が健康にもっともよいと過信をしてはいけません。

疲労のメカニズム

「倦怠感がなくなりません……」
「疲れやすいです……」

こう聞くと、わたしは貧血、糖尿病、甲状腺の機能低下、肝臓・心臓・呼吸器系の疾患、睡眠障害、リウマチのようなカラダのあちこちで起こっている炎症、うつといった症状を疑います。

腰が痛いときに、どこが故障しているのかを知る診断と同じように、なぜいつも疲れを感じるのかを突き詰めて考えたいところです。

具体的には体重が減っていないか、呼吸困難があるか、階段を上がっただけで息が上がるか、心臓に痛みがないか、吐き気はないか、下痢があるかを確認します。

もし、こうした状態であれば、医学的な検査と内科的な治療が必要です。貧血や糖尿病の人なら、回復法をあれこれ試すより、それぞれの治療を先行すべきです。

ビタミンB12が足りないために貧血の症状を訴える人に対しては、ビタミンB12を投与することが治療になります。鉄欠乏性貧血も同じです。鉄分を摂る必要があります。

本書では、そうした病気がないことを前提に話を進めていきます。というよりも、それ以外のケースはすべて本書のメソッドに落とし込まれるはずです。一般の人が自分で工夫してできることは生活習慣、食習慣、運動習慣の改善しかありません。

また、健康診断の数値は100パーセント健康体である保証ではありません。たとえば、糖尿病は本来、空腹時血糖とヘモグロビンの値を見て、判断されます。健診数値は正常値の範囲であっても、発症する可能性の高い予備軍の人はかなりいるはずです。

糖尿病予備軍の人が血糖値コントロールをできれば、疲れにくくなる可能性はかなり高くなります。

またもう少し身近な例では簡単に測定可能な血圧があるでしょう。血圧が高いことも疲れやすくなってしまう原因ですが、薬が必要とまでいかなくても高血圧の傾向がある人は、その他の血液検査にも異常のある可能性が高いです。

アメリカでは3人に1人が高血圧であり、高血圧の患者さんはそれ以外の人と比べて57パーセントも死亡率が高くなっています※1。

さらにそのうちの81パーセントは自分が病気をもっていることを認識しており、74・9パーセントは治療を受けています。

そして高血圧に対しては、食事と運動が長期的に有効です※2。これははっきりとわかっている事実なので「高血圧の治療に食事と運動が必要ない」と言う医師はどこにもいないでしょう。

血圧の高い人が疲れやすい場合は、睡眠、食事、運動で血圧を下げることを最優先にします。

疲れを感じやすい人

疲れやすい可能性として、ひとつ考えられるのは組織に栄養が入らない状態になっていることです。糖尿病は疲れを感じやすい典型的な症状です。血中の糖分が多いため、カラダに糖が取り込めなくなり、脳もカラダも栄養が入らなくなります。それによって疲れが出て、組織の修復も遅くなります。

反対に長時間食事を食べずに血糖値が下がりすぎても組織に取り込む栄養がないので疲れた状態になり、カラダもうまく回らなくなります。食べた栄養がうまく吸収されるかどうかは疲労に関しての大切な要因と言えます。

リウマチは、原因不明の炎症がカラダのあちこちで起こる症状です。炎症はいわばその組織が火事になっていて、そのためにさまざまなエネルギーが使われるので、あらゆる感染症や炎症は疲労の原因になります。

人間のカラダは思っている以上にやわです。また感覚が繊細な人と鈍感な人がいます。メンタルが強い人は、じつは鈍感なだけかもしれません。ですから、「元気な人が突然亡くなった」と聞いても不思議ではありません。

なぜなら、疲労は脳が認識するもので、どんなにカラダが疲れていても、メンタルが強いと動けてしまうものだからです。「疲れない人とはどういう人か?」という質問をされれば、「疲れていないと思っている人」という答えになります。

ニューヨークに海外赴任されてきた商社勤めの患者さんを当院ではよく診ます。その方々は、大学まで運動部に所属していたような体育会系の人たちです。ところが、社会人になって競技から10年20年離れ、そのあいだ何も運動せず、毎晩会食の生活で肥満体型になっています。今もフィジカル面での体力が決してあるわけではありませんが、世界中を飛び回りながら、朝から晩まで働いている姿を見ていると、メンタルの成せる業だと実感します。

そんな気合の入ったメンタルの強い人材を求めて、運動部の出身者を雇う企業があります。確かに強靭なメンタルをもつ人が多く、長時間働けますし、自分を制する力も培われています。プロのアスリートたちが処方されたトレーニングメニューをサボらずにこなすように、仕事に対しても実行力も備わっているでしょう。企業が運動部出身の人材を欲しがるのは納得です。

反対に言えば、すぐに疲れを感じてしまう人に、神様がトップアスリート並みの鍛えられたカラダを与えたとしても、精神的な疲れやすさはそれほど変わらないし、長時間働けるようにならないとも予想できます。最強のフィジカルを手に入れても、疲労感には決められた練習を決められた時間にこなす、肉体的に自分を追い込めるといったメンタルの強さも影響するからです。

よくトライアスロンを始めたり、ランナーになったビジネスパーソンが、30代、40代になってもバリバリと仕事をこなせるのは、体力がつくと同時に、自分自身を制する力も養われているからでしょう。

疲れているかどうかは本人にしかわかりませんから、外から見れば、本人が元気そうにしていれば元気なのです。

しかし、昨日まで元気に働いていた人が、突然心筋梗塞や脳梗塞で倒れてしまうというケースもあります。

「まだ40代なのに、なぜあの人が……」と周りの人は疑問に思うものの、ストレス、睡眠不足、肥満、飲酒、カフェインの過度な摂取など、なんらかの不健康なファクターを抱えていて、それが引き金になったはずです。

まったくの健康体であれば、突然倒れません。事実はもともと不健康だったと言えるのです。

「毎日4時間睡眠でがんばって成功した」と聞けば、「4時間しか寝ていないのに成功できたすごい能力の持ち主だ」とわたしは考えます。

さまざまなリサーチによって睡眠時間の低下は寿命を削るだけではなく、判断力、集中力の低下など仕事の質を下げることが明らかになっているからです。

睡眠時間の低下と脳の働きの関係についてはじつは歴史が古く１９３０年代始めから指摘されており、確実に睡眠不足で脳のパフォーマンスを落とします※1。もしこの人が８時間の睡眠生活を実行すれば、もっとすばらしい成果を残せるでしょう。

疲労度を計る経験的計測法

このように疲労は知覚により大きく左右されるため、科学的に測ることはできません。医学では原因の特定できない病気に対して、経験的な治療をおこないます。効果を見ながら、処方を変えていく方法です。

同じようにコンディションを整えるコツは、経験的な計測値をもとに、アプローチを変えることです。毎日の取り組みで疲労も早く回復します。

スタートは朝からです。まったく動けない状態を0として、最高のパフォーマンスを出せるカラダの状態を１００とします。

毎朝起きて、朝食を食べて、身支度を整えたら出勤の時間です。「さぁ、これから仕事だ！」というとき、感覚的に自分のコンディションはいくつでしょうか？　100まで充電できていれば最高です。しかし、そのような人はほとんどいないでしょう。

わたしは仕事に行く前に「今日のコンディションはどのくらいか？」と自問自答したときに、90以上と言い切れることを心がけて生活しています。

1年のなかでもっともコンディションが悪くなるのは、海外出張が入ったときです。時差で眠れなくなるので、現地や帰国した翌日はどうしてもコンディションは悪くなります。風邪も引きやすくなりますし、体調管理にはかなり気をつけます。

ただ、それでも50まで下がることはありません。生活習慣を整えて、目覚めたときに80はキープできている感覚があります。

毎日規則正しい8時間の睡眠サイクルをこなしていたら、忙しくて20、30にまで減ってしまった体力も、翌日には100近くまで回復するでしょう（完全回復すると言い切れないのは睡眠以外にも回復に必要な要因があるからです）。

しかし、もしその人がある日、６時間しか睡眠時間を確保できなければ、翌朝は50程度までしかコンディションは回復していないでしょう。計測しようがないので経験的な感覚値になりますが、80や90までは回復できないと思います。

いつも疲れている人は、それが常態化してしまっているのです。毎日６時間しか寝ていなければ、日によって40までしか回復しなかったり、60まで回復したり、カラダのポテンシャルは上限がもっと高いのに、いつも半分発揮できているかどうかという状態で日々を過ごしているイメージです。

「運動は億劫でやる気にならない」
「食事もままならないほど忙しい」
「いつも寝不足だし、コンディションを少しでもよくしたいけれど今の生活を変えるのはなかなか大変だ……」

そのような人たちは何から変えていけばよいのでしょうか？

第2章

なぜ「疲れ」が根こそぎとれるのか？

細胞ベースで変わる

自分のカラダが100パーセントのポテンシャルを発揮している状態とは、細胞レベルで見れば、取り込んだ栄養素をフルにエネルギーに転化していることになります。すなわち、ベースとなる体力が100であれば、回復力も100になります。

細胞レベルの回復力が100だから体力も100まで回復します。ただ、回復力を高めたければ、ベースの体力を増やすことから始めるべきです。

これは病気になると、いつも以上に傷の治りも悪くなったり、風邪を引きやすくなったりすることを考えればわかるでしょう。

体力が落ちると、比例して回復力も下がってしまうのです。いつもカラダが重い、だるい、疲れている人は、回復力自体も低下しています。

回復力を高めることと、ベースとなる体力を向上させることはセットで考えなければなりません。

体力は当然、年齢とともに落ちていくので、人間の回復力は下がっていきます。ただし、トレーニングを積めば心肺機能が鍛えられて走れる距離が伸び、タイムもどんどん速くなるマラソンのように、トレーニングを重ねると、若いときよりも回復力が上がることは明らかです。

もし体力が50しかない人は、フルに回復しても50までです。同じ人が体力を１００まで高めれば、１００まで回復することができます。回復する器そのものを大きくすることで、より疲れにくいカラダになります。

トップアスリートでもないかぎり、カラダのポテンシャルを１００パーセント近く発揮している人はいませんから、ほとんどの人はトレーニングを重ねるほど細胞レベルで回復力が高くなると言えます。

かつては、ピークを過ぎると筋力は向上しないと言われていました。

しかし、平均年齢87歳の男女１００人を対象に週に3回10週間のトレーニングをおこなったリサーチでは、90代後半の方も的確なトレーニングをおこなえば筋肉がつくことがわかっています※1。

運動習慣がない、食生活も乱れていて、睡眠時間もほとんどない……。そのような人は細胞レベルの栄養吸収・再生能力も下がっていきます。

まずはベースとなる体力を取り戻すことです。病気の人が病気を治さずして、元気になろうとするのは無理があるように、疲れていたり、不調のある人は、その状態のまま回復力だけを高めようと思っても難しいのです。

疲れや不調を取り除くために有効なのが食事と睡眠です。健康的なものをしっかり食べて、睡眠時間を十分にとると、少しカラダが元気になります。最初はフル回復するまで休息に努めてください。

その次にトレーニングを実践していきます。速筋と遅筋という言葉を聞いたことがあると思います。ただ、顕微鏡レベルではその中間に位置する筋細胞があって、トレーニングによって速筋になったり、遅筋になったりすることがわかっています。

何もトレーニングをしないと、この細胞は速筋にも遅筋にもならず、サボって動かなくなっていきます。カラダは細胞レベルでサボるのです。

不調な状態でトレーニングをしても、トレーニング効果をフルに活かせないので、まずは今、１００パーセント元気な状態をつくることです。それからベースとなる体力がついてくると、細胞レベルでもリカバリー能力が上がります。

疲れをとる究極の健康法

プロスポーツ選手が試合に出たり、決められた練習メニューをこなすのは彼らにとって仕事です。ただ、見えないところで自主的にフィジカルトレーニングや食事の管理をしています。

そのための助言をするのが私たちスポーツカイロプラクターのひとつの仕事であり、この本の役割でもあります。

アスリートに限らず、どんな人でも仕事でパフォーマンスを発揮するために、酷使した肉体をどう回復させるかというアプローチは役に立つでしょう。

患者さんのなかでも「わたしに3ヵ月カラダを預けてください。見違えるほど変えてみせます！」と断言できるほど、ポテンシャルの高いカラダをもっている人がいます。いきいきと健康的に過ごす未来が見えるのに、タイミングが悪く、生活習慣を変えずに不調を抱えたままでいる姿を見ていると、非常にもったいなく感じます。わたしに言わせれば、銀行口座に1億円の預金があって、手元にキャッシュカードを持っているのに引き出し方を知らないようなものです。

反対に腰痛になったことで食事が変わり、運動の習慣をもち、腰痛になる前よりも元気になったという人もたくさんいます。自分を変えるためには、何かのきっかけが必要です。この本がそのひとつになればさいわいです。

昔通っていたジムに入り直すのは大変なように、続けることよりも新しいことをするほうがワクワクするし、簡単です。この本を読んでいる方は、生活習慣を変えるのに、すごくよいタイミングだと思います。

自分自身を振り返っても、20代からずっといまのようなリズムでトレーニングを続けてきたわけではありません。ニューヨークに来て間もないころは、医院の立ち上げに忙しく、サーフィンへ行く時間なんてまったくつくれませんでした。毎日遅くまで働いていたのでジムにも行けず、家での腕立て伏せと、早朝のランニングだけが唯一の運動習慣でした。

もっと前の20代でアメリカの大学に入ったころは、恥ずかしながらたんぱく質を摂取すること、運動の大切さも対して理解していませんでした。お酒もよく飲みましたし、夜遅くまで飲んで昼まで寝る週末もありました。当時もサーフィンや格闘技が好きだったので、最低限の運動量はカバーできていたのがさいわいだったと思います。

医学を学び、最新のリサーチを知り、すばらしいドクター仲間たちに囲まれ彼らと学ぶことで、患者さんが日々どうしたら健康になれるのかを知り、自分自身の生活にもその知識が活かされるようになりました。

そういった意味では3年後はより健康になれる方法を推奨できるかもしれません。しかし、本書でも紹介している睡眠、食事、運動という3つの柱が大きく変わることは、わたしが生きているあいだではおそらくないでしょう。

今日明日寝て、元気になったというのはリカバリーの初期段階です。トレーニングで鍛えると、細胞レベルで回復力が上がっていきます。回復力は人生の長い道のりにおいて、自分の上限まで高め続けることができるものです。

これはとても大事な考え方です。カラダのポテンシャルを自分の限界ギリギリまで引き出した人は、多少トレーニングをサボっても、回復力はなだらかに減少していきます（不摂生な生活を送らないことが前提です）。カラダのポテンシャルは、引き出せば引き出すほど、その人の回復力貯金になるのです。

隠れ疲労度セルフチェック

痛み同様に疲労は数値化できないと述べました。見えないものを計るにはスケールを用います。感覚的な評価ですが、痛みを測定するときには診療現場でも使われます。1点～10点で評価します。

隠れ疲労度セルフチェックシート

チェックして
みよう！

- □ 朝起きて、元気かどうか。
1点〜10点のスケールで評価して8点以上である。
- □ ジムでトレーニングする。1点〜10点のスケールで体調を評価して8点以上である。
- □ 血圧を計る。収縮期血圧120mmHg、
拡張期血圧80mmHg以下である。
専用のアプリでも簡単に計れる。
- □ 脈拍を計る。1分間に60回〜100回が標準
（有酸素系のアスリートは通常60回以下）。
- □ 体重の増減（1キログラム〜2キログラム）がない。
- □ 睡眠の質。
1点〜10点のスケールで評価して8点以上である。
- □ 食欲がきちんとある。
- □ 朝トイレに行きたくなる。
- □ 肌の乾燥、髪のぱさつき、
爪の割れやすさ、湿疹などがない。

もし、目覚めて自分が元気かを評価し「4点」だった場合、その日は残業せずに仕事を切り上げて、できるだけ早めに就寝してください。トレーニングも大事な柱ですが、最優先は睡眠時間の確保です。寝る時間を削ってまで、運動する必要はありません。

睡眠を十分にとって、睡眠の質が10点なのに、疲れが残っている状態なら、原因は何かを考えるきっかけになります。

睡眠が最優先とはいえ、運動を後回しにするのは最長でも1週間です。わたしはジムへ行く日を2週間以上空けることはありません。たった2週間と思うかもしれません。実際には、出張や旅行などで1週間～2週間あいだが空いてしまうと、同じウエイトでトレーニングすることができなくなっています。そのくらい機能運動性はすぐに落ちてしまいます。

疲れがあっても、週に一度は軽めの負荷でも運動をしましょう。トレーニング方法は別冊付録でも紹介しています。

睡眠時間が短くなると太ることもはっきりとしています。世界中の45のリサーチ合計63万人（大人60万人、子ども3万人）年齢2歳から102歳を分析した結果、大人も子どもも問わず、睡眠時間の短さは肥満の原因になるとわかっています※1 ※2。

カラダがきちんと回復していると、血糖値のコントロールができているので、正常な時間にお腹が空きます。目覚めたら空腹になっているはずです。

また、個人差はありますが、健康なら毎朝の便通があります。

尿の色はわかりやすい健康の指標です。濃い黄色は水分が足りない状態です。健康であれば、薄い黄色か透明なはずです。

肌が乾燥している人もカラダのなんらかのサイクルがうまく働いていないので疲れやすいでしょう。食事や睡眠以外にも原因がありますが、とにかく皮膚の再生がうまく働いていない。つまり細胞レベルでの回復能力が追いついていないと言えます。

長年タバコを吸う方の皮膚が黒かったり、睡眠不足で肌が荒れたりすることは一般的にもよく知られていますが、これは迷信ではありません※3。

皮膚とは外から肉眼で観察できるカラダの組織であり、この機能が回復していないことは、その他の機能も回復していないことが想像できます。カラダの中も外も基本的に細胞レベルでは同じ構造なのです。東洋医学で皮膚の状態も診察に使いますが、カラダ全体の機能を知る際に医学的にも理にかなったことなのです。

喉の渇きはすでに脱水症状です。疲労感は水分不足のひとつの症状ですから、喉が渇かないように、水をたっぷり飲んでおくことは疲労回復に役立ちます。

水分補給はできれば水にしましょう。お茶やコーヒーでも飲まないよりはよいですが、カフェインが入っているとこれだけで一時的には元気になるので、ほんとうに調子がいいのかカフェインの一時的な効果なのかがわかりにくくなってしまいます。

細胞は栄養を吸収してたんぱく質を合成し、不要物を出します。「いままでにないところに湿疹ができた、硬かった爪がやわらかくなったり、割れやすくなった」というのは、新陳代謝のサイクルがうまく循環していないことを意味します。

回復は見えないトレーニング

現代人は日常の忙しさに飲み込まれていて、回復を阻害する行動をたくさんしています。疲れやすかったり、いつも倦怠感や不調を抱えているのは、正しい回復法を知らないか、知っていても実践していないかのどちらかです。

カラダは「アクティビティ」と「リカバリー」の大きく2つの機能に分けられます。

最高時速300キロメートルの車で高速道路を走っても、私たちは時速100キロメートルほどしか出しませんし、300キロメートルの世界も知りません。一方、F1レーサーならつねに最高速度を出せるよう、車体を細かいところまでチューニングします。

カラダもまったく同じことが言えます。アクティビティでもリカバリーでも、調整すれば本来もつ機能を最大限まで引き出せます。

まったく運動習慣のない人が100メートル走を全速力で走って15秒台だったとします。トレーニングを積めば14秒、13秒とタイムは縮まります。いままで何もしてこなかったのですから、当然です。

これは身体能力が向上したというよりは、元々100メートルを13秒台で走れるキャパシティがあり、トレーニングによって力を出せるようになったのです。カラダのキャパシティのことを機能運動性と言います。

機能運動性が上がると、カラダは高い負荷でも耐えられますし、長時間働けるようになりますし、すばやく動けるようになります。

マラソンランナーなら持久力、短距離走のランナーなら瞬発力のように、アスリートはトレーニング方法によって、それぞれ必要な競技能力に特化して機能運動性を限界までチューニングします。機能運動性についての詳細は前著『世界の最新医学が証明した　究極の疲れないカラダ』で紹介しているため、本書では割愛します。

回復も機能運動性と同じように、その人が本来もっている回復力があり、最大回復力、回復スピードを発揮するためにチューニングすることは可能です。

そもそも回復のポテンシャルを100パーセント発揮している人は稀有です。ほとんどの人が、知らず知らずのうちに回復を阻害するような行動をたくさんしているからです。

よく陥りがちなのは、身を粉にして働いて「これ以上は無理だ」と感じたら休むというパターンです。限界にきたら休息をとるというのは一見理理にかなっています。

しかし、アスリートはトップパフォーマンスを維持するために、トレーニングと回復をセットで設計します。たとえば、練習を1日中するのではなく、2部制にして、必ず1部ごとにクールダウンをして次の練習に臨みます。

リカバリーを入れて、次の練習にも100パーセントの力を出せるようにしています。全力でトレーニングするから、限界ギリギリまでポテンシャルが発揮されていきます。まさに回復は目には見えないトレーニングなのです。

では、回復力を最大限に発揮するために、どんなチューニングをすればよいのでしょうか？

ベストな方法は、カラダの回復を妨げないことです。医学の知識がある人なら、カラダを一気に回復させせよう、回復スピードを速めようとする試みは無謀であることはわかるでしょう。

私たちは自分がもつ以上の回復力、回復スピードを期待することはできないのです。回復サイクルを阻害しないことが最大の回復につながります。

そもそも寝ればスマートフォンのように活動エネルギーが自動的に満タンまで充電されると思っている人がたくさんいます。

もちろん、睡眠は欠かせない回復方法です。しかし、自分が本来もっている回復力をフル活用するためには、それだけでは不十分です。

誰でも翌日の朝早くから予定があったり、忙しい1日になりそうであれば、早めに就寝することがあるでしょう。

活動の準備は休息です。アクティビティとリカバリーは、毎回セットで設計します。疲労を解消するための効果的な休み方、回復のマネジメント方法があります。

第３章

最新医学が教える
根こそぎ「疲れ」をとる方法

回復する最初の突破口

「気力で体力をカバーしている」という言葉があるとおり、コンディションの悪い状態が慢性化していて、改善の糸口を見つけられない人が数多くいます。

そのような人のいちばんの突破口は睡眠です。世の中にはさまざまな回復法がありますが、睡眠に勝るリカバリーは医学的にもありません。睡眠不足を補うものも睡眠しかありません。

リラクゼーション、気つけ薬など、さまざまな方法で皆さん回復をショートカットしようとします。また、睡眠の質を高めるツールもあります。

しかし、寝ずに活動できるか、睡眠時間をいかに減らせるかに無駄な時間を費やすくらいなら一刻も早く眠るべきです。

これだけテクノロジーが進化した世の中でも、睡眠に代わるリカバリーは現れていません。大統領の権限をもってしても、ウォール街にいる大富豪の富をもってしても、眠らずに活動する方法は手に入らないのです。

「1日5分の睡眠で全回復するサービス」を提供すれば、人類史上最高の発明と呼ばれることでしょう。どんなに時間が惜しい人たちも寝ないと働けないのです。

まとまった睡眠時間は絶対に確保しなければなりません。疲れがとれないという人は、1ヵ月間、毎日ぐっすり8時間寝てみてください。自分のカラダがどれだけ元気だったかに気づくでしょう。

睡眠不足によっていかに健康が害されるかについては大量のエビデンスがあります。医学的にはいまさら議論の余地もありません。付き合いの飲み会が週に1回でもあれば、その時間は睡眠に充てられるはずです。その生活をしていて疲れが残っているのなら、まずは四の五の言わずに寝てください。睡眠時間をとにかく増やしましょう。

わたしも年に数回日本へ帰国しますが、電車の中で寝ている人の数はニューヨークの地下鉄車内とは比べものになりません。朝、夜の通勤で眠くなるのは典型的な睡眠不足症状です。

1日ぐっすり眠れば80パーセントくらいまで体力が回復するでしょう。自分がいかにコンディション不良であったかを知ってください。

「いつも不調だ」「疲れが溜まっている」人は、まず自分のベストコンディションがどういう状態かを実感することが重要です。

自分のポテンシャルがどのくらいあるのかがわかると、その後の行動が変わります。後述する食事や運動を工夫して、回復力を高めていきましょう。

睡眠の質を高めるさまざまな方法

睡眠の質を高める本は世に溢れていて、基本的な原則はすべて同じです。細かい情報もたくさんありますが、あれもこれもと分散するより、良質な睡眠を取るために必要なことを知り、優先順位をつけて取り入れてください。

大前提は8時間の睡眠時間を確保することです。これはすでに述べました。次に睡眠サイクルを意識するべきです。

基本は暗い時間にきちんと寝る。日の光でホルモンやカラダのサイクルが変わります。朝型は理にかなった健康的な生活リズムです。

夕方の帰宅途中、電車内で居眠りしてしまうと夜眠れなくなると言われることもありますが、そんなことよりも注意すべきはカフェインとアルコールです。

カフェインの効果は個人差がありますが、平均5時間、長い人だと9時間ほど持続します。夜コーヒーを飲んでも平気で寝られる人もいます。ただ、午後のカフェインは睡眠の妨げになるので、摂取の限界を知ってコントロールすることが大切です※1。安眠を考えればコーヒーは15時まで。できれば13時までに飲み終えましょう。

アルコールも睡眠時間を短くするので、わたしは会食や特別なディナーなどがないかぎり、手に取ることはありません。「睡眠の用意」は寝る前にするものではなく、お昼過ぎからもう始めるべきことなのです。

疲労を抱えているという患者さんを診ると、わたしはこう言います。

「真剣に寝てください。寝るための努力を心がけてほしいのです」

わたしのスマートフォンは、21時になると「寝る時間です」というサインが出ます。そこから寝る準備を始めて、ベッドルームを真っ暗にするのは当然のこと、アイマスクや耳栓をして就寝します。

テレビは意図的に買っていないので、寝る前に強い光を浴びることはありません。スマートフォンはベッドルームに持っていくとどうしても見てしまうので、リビングに置いていきます。

目覚まし時計は一切使いません。腕時計をベッドサイドに置いておいて、朝5時半になると「ピピピッ」と小さな音で鳴る設定をしています。大抵はそれよりも先に目覚めるので、腕時計はリビングに持って行き、鳴ったら止めるのが習慣です。

睡眠時間も計測しているので、このときに前夜から起動させていたスマートフォンのアプリを終了します。睡眠系のアプリは、ベッドサイドに持っていけば睡眠の質まで測れるものですが、先の理由からスマートフォンはリビングに置いたまま、睡眠時間の記録だけを取っています。

朝がつらい、アラームで無理矢理起きる人は、睡眠時間が足りていないのです。こう話すと「わたしはいくらでも寝られます！」と断言する人がいます。試しに2日～3日のあいだ、寝通してみてください。寝られるとは、それほど疲れているという証拠です。好きなだけ眠れば、自然と適正な睡眠時間に落ち着いていきます。

暗くして、静かな環境で寝てから起きるまでの時間が必要な睡眠時間です。途中で起きてから、二度寝するのは睡眠障害などの方を除いて避けましょう。8時間前後の睡眠時間で自然に目が覚めるくらいの睡眠が理想的です。そこからもう一度寝るのはダラけているだけで、睡眠がそれ以上必要なわけではありません。

眠れないという人もいます。こちらのほうが難しいケースです。睡眠時無呼吸症候群などの場合もあります。

安易に入眠剤やメラトニンに頼るより、できるだけリラックスして寝られるように、寝る1時間前にはお風呂に浸かってゆっくりカラダを温めて血行をよくしましょう。

夜も当然カフェインやアルコールは避けます。繰り返しになりますが、テレビやスマートフォンなどは寝る前に見ないようにします。

それでも改善しない場合には、睡眠の専門家に相談するのもひとつの選択肢です。睡眠不足が日常生活に支障をきたすほどであれば、医学的な問題を抱えていることも多いからです。

日中にカラダを動かすと夜眠りやすくなります。わたしは週に5回仕事前か終わりにジムへ行きます。運動によって交感神経が優位になるため、できれば仕事前におこないたいものですが、どうしても仕事の時間調整が難しい場合は夜に運動をします。ただし、寝る直前の運動は避けるようにしています。

どんな行動が交感神経と副交感神経をそれぞれ優位にするのかは知っておいたほうがよいでしょう。激しい運動は控えるべきですが、書籍などで紹介されている入眠のためのストレッチは効果的です。本書別冊の付録で紹介しているマイクロブレイクも試してみてください。

またマッサージ、鍼など、神経を落ち着かせるものはなんでも効果ありと考えてよいでしょう。ゆっくり本を読むことも有効です。

それでも夜中に起きてしまうときは腹式呼吸をしましょう（付録参照）。わたしは時差などで夜に目が冴えてしまってもベッドから出ずに、1時間でも2時間でも腹式呼吸を繰り返して、できるだけ寝ている状態に近いカラダの休め方をします。

眠れないのは交感神経が優位になっているからで、できるだけリラックスする状態をつくります。間違ってもあきらめて起き上がり、部屋の電気を点けることはありません。

眠気は脳からの「カラダを休めなさい」という信号です。疲れている人ほど眠くなりますから、眠くなったときに寝るのが正しいのです。

「ちょっとした空き時間ですら脳が働かない、眠い」ようであれば、何かをやり続けていないと寝てしまうくらいに疲れていると考えられます。いつでもどこでも寝られるという人は、いつも疲れているのです。また、性格によるところも大きく、たくさん寝られるから良い、寝られないから悪いというものでもありません。

人間のカラダには決まったリズムがあり、1日の決まった時間に必ずエネルギーレベルが落ちるので、その時間に短い昼寝は効果的です。会社勤めの人なら、昼食のあと15分~30分寝るだけでも午後からの効率はまったく違うものになります※2。

わたしの場合はさいわい医院に診療台があるので仮眠を取りやすいのですが、椅子で寝るよりも横になれるだけで全然違います。どんなに朝の目覚めがよく、コンディションが１００パーセントに近い状態でも、お昼にはしっかり小休憩を取ってカラダを休めます。

仕事は残業したり、夜更かししたりせず、20時半までと決めています。終わりが決まっていると、集中力が増して能率は上がります。ダラダラと働くことはなく、20時20分ごろになると「あと10分しかない」と必死になって仕上げようとします。

そして22時には就寝します。体力的にはもっと活動することもできます。しかし、どうしても参加しなければならないイベントや会食などがないかぎり、22時以降に何かをするという人生はあきらめています。

睡眠時間は長くても短くても死亡率を上げる

睡眠の大切さを述べると「わたしは4時間睡眠でも大丈夫」という声が聞こえてきそうですが、睡眠時間を削ると早死にすることがわかっています。

「短時間睡眠で生活できるようにトレーニングをする」などの表現を聞くことがありますが、睡眠時間の長さなど個人差があるものは鍛えようがありません。

私たちは人生の3分の1を睡眠に使うとされているので、これは大切な話題です。少しでも長く人生を楽しみたい人は、睡眠をカットして活動時間に充てたい気持ちはよくわかりますが、結局病気になって早死にしてしまえば元も子もありません。

薬、病院、食べもの、ストレスよりも睡眠は重要な健康トピックで、わたしのクリニックでもよく話をします。

1966年から2009年のアメリカ、日本、フィンランド、スイス、台湾、イギリスなどの多くのリサーチデータを調べ、総計１３０万人以上の男女を対象に５年間から25年間の期間を調べたリサーチによると、睡眠時間は長くても短くても死亡率が上がると結論づけられています[※1]。

死亡率がいわゆるグラフのＵの形になり、７時間を境に時間が延びても、減っても死亡率が上昇するのです。

睡眠時間の関係と将来の死亡率で１万人以上を対象にして、年齢、性別、職種、喫煙の有無、運動量、アルコールの量、ＢＭＩ、血圧、コレステロール、その他の病気を考慮して公平に睡眠時間と死亡率を比べたリサーチでは、睡眠時間の短いグループは死亡のリスクが１・７倍になりました。具体的には１９８５年と１９９２年に睡眠時間を比べて、そのあいだ改善がない人を２００４年に追跡した調査です。

結果、睡眠時間は７時間が正常としてカウントされました[※2]。睡眠の質もさることながら、基本的な睡眠量こそ大切なことがはっきりとわかります。

そのほかにも睡眠時間が短いことは２型糖尿病[※3]、高血圧、心臓病[※4]、肥満、メタボリックシンドローム[※5][※6]、大腸がんの原因になることもわかっています。

また、意外な結果かと思われるかもしれませんが、睡眠時間は長くても早死にすることがわかっています[※7][※8]。脳血管障害、心臓病のリスクも高くなるのです[※9]。

アメリカの国立睡眠センター（National Sleep Foundation）によると成人の理想的な睡眠時間は7時間〜9時間で、人によっては6時間〜10時間までの幅があります[※10]。自分に合った時間を見つけることが大切ですが、110万人を対象にしたリサーチでは、7時間がもっとも死亡率が少ないので、適正な睡眠時間は7時間と言われることが多いです[※11]。

仕事の効率性で言うと、7時間睡眠のグループと、それよりも睡眠時間が長い、短いグループの3つで比べたところ、7時間グループがもっとも認知力、認識力で高い成績を収めました[※12]。

また記憶力に関しても睡眠時間は短くても長くても低下することを示したデータもあります[※13]。睡眠時間が短いと、アルツハイマー、健忘症のリスクが上がることも知られています[※14]。

睡眠時間の長さと認知症の確率を関連づけたデータもありますし[※15]、長く寝すぎることがよくないことも明らかになってきています。

体重のコントロールも難しく、７時間〜８時間の睡眠時間に対して、睡眠時間が減ったり、増えたりするだけで肥満のリスクが上がってしまうこともわかっています[※7]。

やせたい、体重コントロールをしたい人はまず寝ることから始めたほうがいいと、わたしが患者さんに話すのもこんな理由があるからです。

睡眠がなぜ必要なのか？

この理由ははっきりとはわかっていませんが、２０１３年にネイチャー誌で発表されたひとつの研究に興味深い話があります。

リンパ液はカラダの老廃物を運ぶことで知られていますが、脳にはこのリンパ液がないことは解剖学で知られる話です。つまりほかの組織には存在する疲労物質を運ぶシステムがないのです。そして脳と脊髄神経はつながっており、脳脊髄液の中に浮かんでいる状態です。

研究によると、睡眠中にこの脳脊髄液がネズミの脳の全体から奥深くまで入り込んで掃除の働きをするとされています。睡眠＝脳の掃除と聞くと、なんとなく納得です※16。

また睡眠時間とカラダの炎症状態を調べるマーカーのひとつであるC反応性蛋白（CRP：C-reactive protein）との関係を、アメリカで人種、性別、年齢などでできるだけ慢性病などのその他の要因を除外して調べたデータがあります。

それによると白人と黒人では5時間以下、9時間以上のグループ、ヒスパニック系の人種では9時間以上の睡眠でCRPの上昇が見られました。アジア人でも9時間以上の睡眠グループでは同様でしたが、おもしろいことにもっともこのCRPが低いグループは5時間〜6時間の睡眠グループでした※17。

日本人を対象に自治医科大学でおこなわれた研究では、男性は睡眠時間が短いこと、女性は睡眠時間が長いことが死亡率に関連するとされています[※18]。

別の、日本人をベースに日本でおこなわれたリサーチでは、睡眠と死亡率は基本的には「Uカーブ」の関係で、7時間程度の睡眠がもっとも長生きで、減っても増えても死亡率を上げてしまうことがわかっています[※19]。

少ないデータですが、もしかしたら私たち日本人は睡眠時間が少なくても活動できる人種なのかもしれません[※17][※18]。

この睡眠時間が長いことと死亡率の関係は少しわかりにくいのですが、それらのリサーチを考察したリサーチによると、長く寝ると「疲れる」「睡眠の質が落ちる」「やる気がなくなる」などの理由も関連すると言われています[※20]。

また長い時間「ベッドに横になっている」ことを指すのか「睡眠」を指すのかも不明瞭で、さらには「ほんとうに長く寝る生活をする人が早死になのか？」といった疑問も残るとされています[※20]。

ここからは私見ですが、自然に目が覚める快適な睡眠時間を取り、それ以上は寝ないことが適正な睡眠量ではないかと思います。

統計から見ると7時間の睡眠が基準と言えます。しかし、わたしは「1日8時間は睡眠時間を取りましょう」と、患者さんには伝えます。

多くの人は睡眠時間を寝室に行く時間からカウントします。ベッドに入ってすぐに眠れる人は少ないですし、睡眠時間は少し忙しいと簡単に削りがちなので、少し多めの8時間睡眠をお勧めします。

もちろん、人種、性別、個人差があるため、自分にとって快適な時間を探すことが大切です。

朝起きると眠い、疲れている、目覚ましをいくつもかけて無理矢理起きているようでは睡眠時間が短すぎです。だらだらと必要以上に寝る生活も同様です。

体内時計

ほとんどの成人は夜中（2時から4時）と夕方（13時から15時）に1日2回のエネルギーダウンをする時間があるとされています。

これは概日リズム、いわゆる体内時計が関係することが原因です。カラダの内側には見えない24時間時計があり、人間の恒常性（ホメオスタシス）に関係していることがわかっています[※1]。

この時間にはなかなか仕事をこなしにくいので休憩を取る人も多いですが、じつは意味があったのです。

一般には夜型、朝型の人も存在すると言われていて、わたしのように早起きが合う人がいれば、夜更かしが得意な人もいます。

しかし、なんとなく陽の光とともに起きて、暗くなったら寝る生活がカラダに良さそうな感覚は地域、人種を問わず誰もがもっていると思います。この感覚こそが体内時計ではないかとわたしは思います。そんな感覚が合っていることを証明したリサーチもあります。

38歳から73歳までの43万人以上を対象におこなわれたリサーチによると、夜型の人は朝型の人に比べて、精神障害、糖尿病、神経障害、胃腸の障害、呼吸器障害のすべてにおいて高くなり、もちろん死亡率においても高くなることがわかっています[※2]。

どうやら人間は体内時計を無視しての生活は合わないようにできており「早

起きは三文の得」とは、人生の長さ自体の得だったようです。

また海外旅行の際には時差に悩まされる方も多いかと思います。わたしもニューヨークと東京を年に3回は往復する生活が長いので、患者さんから時差ボケの解消法についてよく聞かれます。簡単に答えてしまうと「できるだけ海にサーフィンに行くこと」なのですが、仕事中はもう少し真面目にお答えしています。

時差を合わせるのにもっとも的確な方法は、日光に当たることと言われています。体内時計のリズムは日光による影響が非常に大きいので、これを刺激することがもっとも効果的というわけです。

具体的な時間は、東へ旅行するときは朝早くに、西に旅行するときは夕方にできるだけ陽の光に当たることが有効とされています※3。

ですので、朝早く起きて海で日の光に当たるサーフィンは時差ボケ解消には最適なのです。

また眠くても夜10時まではがんばって起きていること、カフェインとアルコールは寝る前に摂取しないこと、就寝前にスマホを見ないことなども大切です。

蛇足ですが、世界を飛び回るオリンピックアスリートも悩まされているのが時差に加えて標高です。高地は酸素が薄く睡眠に支障が出るので、スキーなどで標高の高い山に宿泊する場合は注意が必要です。

また休日と平日で寝る時間が異なったり、休日の寝だめを「ソーシャルジェットラグ」「社会的時差ボケ」などと表現することがありますが、これが1週間にたったの1回から2回の生活習慣の変化でも肥満の原因になることがわかっています※4。

平日の睡眠時間を削って休日にまとめて寝る。毎週金曜日の夜は遅くまで起きている。どちらも一般的におこなわれていますが、これが典型的なソーシャルジェットラグであり、太りやすいことがはっきりしているのです。

太りやすいと聞くと「体重と見た目」が気になるくらいにしか思いませんが、これはＢＭＩから算出されているので、ＢＭＩが肥満傾向にある人はメタボリックシンドロームをはじめとしたさまざまな病気のリスクが高くなり、寿命が確実に短いことを忘れてはいけません。太ることは見た目だけでなく命に関わる大問題なのです。

回復力を高める休日の過ごし方

疲れがものすごく溜まっているときの対処法を患者さんに聞くと、圧倒的に多いのは、休日に二度寝三度寝をしてベッドの中で1日過ごすという答えです。睡眠が最優先だと言いました。ただし、二度寝は禁止です。何もしないのは回復ではありません。

よく平日は3時間、4時間睡眠で、休日はずっと寝ているという人がいます。非常にもったいないと思います。

寝だめはできません。私たちは減った分の体力を元に戻すことしかできないのです。休日にほんとうに丸1日寝ている人は、平日につくった借金を休日に返すだけの自転車操業をしています。返すのが１日でも遅れると致命的な状態になります。大病を患う可能性がある非常に危険な状態です。

わたしは休みの日も起床と就寝時間は変わりません。むしろ、休日のほうが起きる時間は早いくらいです。なぜなら、多めに仕事やトレーニングを詰め込んでも、日中に自分のペースで休憩を取れることがわかっているからです。これが休日のよい点です。

少し早めに起きて、仕事を片づけたり、サーフィンに行ったり、早朝からランニングをしたり、プールで泳いだりしています。疲れたら休みます。

マラソンランナーも水泳をすることがあります。アスリートは競技以外のスポーツも楽しみながらアクティブリカバリーをするのです。

１日中、布団にくるまっていてもじつは体力は回復していません。トレーニングをしてキャパシティを大きくしなければ、疲れやすいカラダのままです。休日こそさっさと動くことが、疲れないカラダづくりにつながります。

子どもが元気なのはよく寝ているから？

子どもも大人も寝ているときにしか成長ホルモンは出ません。子どもは成長するためにたくさん寝ます。寝る時間が多いので、いつも元気だと言えますし、カラダそのものの新生サイクルも大人と比べて早いのです。

傷の治りが早いのは細胞分裂のスピードが速いからです。カラダがつねに新しい状態をキープしているので、とくに18歳～25歳くらいまでは痛みが出にくい、怪我をしにくいといった特徴が見られます。

40歳、50歳と年を重ねるほど「昔はこんなことで怪我をしなかった」「こんなに怪我が治るのに時間がかかるのが信じられない」「怪我を放置しておいても治らなくなった」などの声を患者さんから聞きます。これは回復力の衰えそのものです。

どんなに気を遣っていても40歳の人が18歳の人の組織の回復スピードを上回ることはできません。これはいかなる手段を講じても変えられない現実です。

しっかり寝ているのに、日中眠い人はなぜか？

いくら寝ても疲れが取れない、日中眠くなるという人は睡眠の質がよくないのでしょう。これはアルコールを摂取したり、薬を飲んだり、食事の時間などの些細なものでも変わってきます。これらが一切影響しなくても睡眠の質が悪い人は、交感神経優位になっているのかもしれません。

仕事でストレスが溜まってどうしようもないという人は、自分自身でできて害がないこと（腹式呼吸、ストレッチ、気持ちのいいマッサージ、半身浴など）、リラックスできることならなんでもいいので試してみましょう。寝る前に明るいところで作業するのを避ける、スマホを見ないようにするという工夫でもかまいません。

付録の腹式呼吸もおこなってみましょう。呼吸は副交感神経を刺激するもっとも手軽な方法です。リラックスの方法はたくさんありますが、どれか1つを選べと言われたら、わたしは腹式呼吸をお勧めします。

腹式呼吸をしながら怒れる人はなかなかいません。頭で色々と考えてしまったり、ストレスを抱えている人は、腹式呼吸でカラダから変えていきましょう。

アメリカでは専門家のカウンセリングを受ける方もたくさんみえます。色々な方法を試しても眠れないくらいのストレスや心配事があれば、大事になる前に専門家、医師に話を聞いてもらうことも大切です。

「医療機関では薬を出されるだけ」と考えるのは大きな間違いで、たとえばうつ病などの薬は依存性も強いので、症状を理解している現場の医師は薬のリスクとベネフィットを理解して処方するはずです。

逆に薬が処方されるほどの問題があったとしたら、しっかりと医師と相談して治療を受けるべきでしょう。もちろん薬なしで解決できることに越したことはありませんが、医療機関での診療を拒んだことが原因で寿命を縮めることになったり、病気につながることになるのであれば本末転倒になってしまいます。

個別に見れば「どんなに疲れていても、夜24時に就寝して朝6時に目覚めます。休日も同じ時間にピタリと起きます」という人は6時間睡眠でも十分足りているのでしょう。

「わたしは1日6時間眠れば十分です」「1日10時間以上寝ないと全然ダメなんです」と、必要な睡眠時間は個人差があります。

カフェインを絶って、スマホも見ずに、安らかに眠れる環境を整えて試してみましょう。それでも6時間で毎日パッと起きる人はほんとうに6時間睡眠で足りる人です。

もし「平日は6時間睡眠で十分です。ただし、休日はいつもよりも1時間、2時間遅くに目覚めます」という人がいれば、眠りの質が悪いだけで、カラダはもっと睡眠を欲しているということになります。ストレスの影響もありえるので脈拍を計ってみましょう。

実際のリサーチでは7時間が最適と言われていますが、前述したとおり、わたしは日常生活では8時間眠るつもりで計画をしてちょうどよいと考えているので、いつも8時間と言っています。

8時間睡眠をめざした結果起こるミスは早く寝すぎて早起きしてしまうことですが、睡眠時間を7時間で設定してしまうと、たとえば寝つきの悪さで15分間眠れなければ、それはすべて睡眠時間から削られることになります。

飛行機に乗り遅れないように前もって空港に到着するのと同じような感覚で、寝室には時間の余裕をもって入っておくべきです。飛行機なら仮に間に合わなければ、次の旅行では絶対遅刻しないように、早めに家を出るでしょう。

睡眠も同じです。翌日を快調に過ごすためのフライトは出発時刻が決まっているのです。しかし、多少出国が遅れてもすぐに症状が起きることはないので、多くの人が健康へと向かう便をみすみす乗り過ごしています。

結果、何十万円もかかる旅行代金を無駄にするよりも大きなダメージを長年に渡ってカラダに蓄積してしまうことになります。

早寝できない人はどうしたら眠れるようになるのか?

そもそもベッドに入って、横になってから寝始めていませんか?寝る準備は昼過ぎから始まります。日中から寝つきや睡眠の質が悪くなるようなことをやめましょう。

前述したとおり15時、できれば13時半まではコーヒーや栄養ドリンクなど(カフェインを含んだ飲みもの)を飲まない。薬を服用している人は副作用を知っておく。アルコールは控える。どんな仕事も20時半には終える(リラックスしながらストレスなくできる仕事はありません)。これは初級編です。

朝、午前中に日の光を浴びて外でトレーニングする習慣が理想的です。運動嫌いなのでカラダを動かすのはストレスになってしまう。睡眠には逆効果だという人もいるかもしれませんが、できるところから少しずつ始めると運動も楽しくなります。

運動が続かないという人も、仕事が続いているのであれば継続力はもっています。会社の会議が早朝から開かれるのなら、眠くても早起きして行くでしょう。つまりは、やる気の問題なのです。運動の優先順位が上がっていないだけです。長い人生を考えれば長期的な健康状態のほうが仕事よりも間違いなく大切です。

仕事前の運動が、じつは夜の睡眠の質にもつながります。海水浴に行ったり、早起きした日は、いつもよりも早い時間に眠くなってしまったという経験はありませんか？　そんな状況を毎日つくろうとすればよいのです。

続けるコツはハードルをできるかぎり低くすることです。運動をしていない人は、どんな運動でもかまいません。しないよりずっと元気になります。本書のエクササイズを1回でもやってみることでもいいですし、会社の帰り道を少し遠回りして歩いてみてもいいでしょう。何もしないと衰える一方です。少しでもよくなる方向に舵を切ることです。

物事は低いハードルを超えることで段々楽しくなってきます。１ヵ月続けば、習慣となり、脳の回路が優先事項とするように切り替わっていきます。

お酒好きな人は帰宅後の晩酌を楽しみにしています。そんな感覚で、一生続けようと意気込むより、運動が楽しくなることを目的に、気持ちよくカラダを動かしてみましょう。

正直な話をすれば、わたしも朝からジムへ行くのは億劫になる日もあります。同じ部屋で子どもが寝ているので気を遣いながら身支度をするのは、ひとつの行かない理由になります。

ですから、前夜から隣の部屋にジムに行く服装を用意して、玄関に靴を置いておくのです。自然に行動を促すような環境を設計しておくことで「子どもが起きるから今朝は運動は休もう」とのもっともらしい自分への言い訳ができなくなります。

朝のクラスに申し込んでしまったり、友人とサーフィンの約束をしたり、自分を強制的に追い込んでしまう手もよく使います。他人との約束のほうが破りにくいのでこれも効果的です。

毎日遅くまで仕事をしていて、家に帰ってビールを飲みながらテレビを見たら、もう寝る時間……。ビールよりもテレビよりも運動のほうが重要です。運動ができない人は、運動の価値がわかっていないのだと思います。睡眠、食事と同じく、運動も運動でしか補えません。

しかし、運動しないですむ魔法の杖は探し続けられています。運動を補うものがないからこそ、さまざまな商品・サービスが売れます。

これも睡眠と同様で「代わりに運動するサービス」ができれば、ニューヨーカーはいくらでもお金を払ってくれるでしょう。残念ながらそんな方法はないので、忙しいニューヨーカーも毎日自分で運動しています。

すべての病気に「効く」魔法の杖があるとしたら、おそらく「運動」です。しかし、それは睡眠と食事を確保してからしか使えないのです。

アルコールと睡眠

お酒を飲むと眠くなります。寝る前に入眠効果を求めて晩酌をする人も少なくないと思います。すでに何度か触れましたが、結論から言ってしまうと、お酒（アルコール）は睡眠の妨げになります。

アルコールを飲んだあとの睡眠状態を確認した27の研究をまとめたリサーチによると、アルコールは入眠時間を短くする代わりに深い睡眠を妨げるという結果を示しています[※1]。

お酒には入眠作用があり、飲めば飲むほど眠気を誘います。寝つきは確かによくなるのですが、夜中にアルコールの効果が切れるとともに目が覚めてしまいます。これは「リバウンド現象」と言われ、薬などの効果が切れるときに起こる作用です。

ご存知の方も多いかと思いますが、睡眠はノンレム睡眠とレム睡眠の繰り返しで、これが4回~5回夜中に繰り返されて自然に目が覚めるようにつくられています。

また睡眠の前半は深い睡眠が続いて、浅い眠りであるレム睡眠がほとんど起こりません。そして、後半は逆に浅い眠りになってしまいます。

眠りが深い時間がはじめに起こると聞くと、よいことのようにも思われますが、これは間違いで正常な睡眠の周期が睡眠には必要です。

このレム睡眠が減ることと、アルツハイマー、健忘症の関係も明らかになってきており※2、浅い睡眠とされるレム睡眠も大変重要な睡眠であり、この自然なサイクルを崩すことはできないのでしょう。

簡単に言ってしまうと、就寝時間に近づけば近づくほど、量が増えれば増えるほどアルコールは睡眠の妨げになります。

さらに人間のカラダは意外に早くこの眠気を誘う効果であるアルコールの鎮静効果に対して耐性がついてしまいます。結果としてどんどん量を増やさないと同じ効果は得られなくなってしまうのです。

これが常習性の理由のひとつです。もし不眠症などの症状をおもちでしたら、安易にお酒に頼るのではなく、専門医に相談してください。

アルコールは飲めば飲むほど耐性がつきます。これはお酒が強くなる状態を表しますが、カラダへの害が少なくなるわけではありません。

もちろん個人差はありますが、アルコールの害はあくまでも摂取量によって変わり、本人が酔いを感じているかどうかは関係ありません。

合法であるアルコール、タバコ、カフェイン、非合法であるその他の薬物でも同じです。薬物を摂取すると脳からのリラックス、快感を伝える物質が出ます。これが薬の作用です。薬によって効果は違いますが、基本的には同じ理屈です。

そして、薬物を続けるうちに気持ちいい状態に慣れてしまい、この状態がなくては普通の生活ができなくなった状態を依存症と言います。アルコール、タバコ、覚醒剤、マリファナ、カフェイン、なんでも同じ理屈です。日本ではアルコールを飲む文化的な背景があるので、飲酒に対してアメリカよりも寛容ですが、自分では気づかずにアルコール依存症になってしまっている方が多く存在します。

お酒が強くなった状態は、薬物中毒でいうところの「薬の効きが悪くなる」状態で、お酒が飲めるようになったことは決して喜ぶべきところではありません。カラダへの害が減ったわけではなく、同じ量のアルコールでカラダが満足できなくなってしまっただけなのです。

そもそも人間の脳は快楽で動く仕組みであり、快感を刺激する物質であるドーパミンが甘いもの、カロリーの高い食べもの、薬物、タバコ、お酒などのすべての誘惑に人間が弱い理由です。これを制する力は人生を制するとも言え、人間だけの成せる業です。ニコチン中毒になったウサギは死ぬまでタバコを止めることができませんが、人間は「タバコを吸うとどうなるか?」と大脳の高度の機能を使うことができるので禁煙が可能なのです。

私たちがほんとうに気にするべきことは今日明日の仕事や快楽、お酒ではなく、5年後、10年後の人生でしょう。そして死んでしまっては人生が終わってしまうのでやはり平均寿命ではなく平均余命を考えることは大切です。

本書で引用した大掛かりなリサーチ結果からもわかるように、睡眠時間と死亡率には因果関係があります。

また、ほとんど思いつく症状、病気と睡眠時間の短さも関連します。回復、疲労をとる第一歩はまず寝ることです。睡眠時間を削ることは寿命を削ることと同じなのです。そして、アルコール、テレビ、さまざまな誘惑を制して睡眠時間を延ばす、自分の生活習慣を変える力を人間の脳はもっています。

毎日3時間、4時間睡眠で余命を減らしてしまっている人も安心してください。これから回復力を上げていけば、残りの人生を長生きできます。カラダの細胞は入れ替わっているからです。

細胞の再生力は遺伝もありますが、後天的な要素がかなり影響します。あきらめて睡眠時間の短い生活を続けることは健康を放棄、つまりは人生を放棄することにつながります。

細胞をつくるのは食事です。次章では食事に焦点を当てて説明していきます。正しい栄養を摂り入れることで、細胞から回復力を高めましょう。

食べていないのに太る?

食事の話に入る前に、「なぜスポーツカイロプラクターが食事の話をするのか?」と思われるかもしれません。

糖尿病、高血圧症、脂質異常症などのはっきりとした病気、血液検査の異常がある場合は内科医の分野です。これらの症状が医療機関で発見されれば、専門医によって薬などの治療を受けることになるでしょう。わたしも患者さんに専門医を紹介することがよくあります。

スポーツカイロプラクターは、そうした病気の手前で診断し、食事のアドバイスを通して健康を管理する資格が認められています。投薬、注射などの処置だけが医療と誤解を招くことがありますが、高血圧、糖尿病などの病気に対して睡眠、食事、運動ほど長期的に副作用がなく効果的な治療法はありません。そもそもこれらが原因で引き起こされる症状なのです。

自分の行動を変えず、薬だけに頼ろうとするのは、赤信号を無視して横断歩道を渡るに等しい行為です。どんなに慎重に歩いても早晩事故に遭ってしまうでしょう。生活習慣そのものを変えないかぎり、健康維持など叶うはずがありません。

内科的疾患以外を扱うわたしの日々の臨床現場でも、腰痛で来院した患者さんのもっとも大切な診療内容が「治療」より「食生活の改善」であるケースは珍しくありません。

栄養不足では、腰痛も治りません。もし糖尿病を患っていたら、通常よりも完治に2倍〜3倍の時間がかかります。食事法のアドバイスは、日々の診療でとても大きな仕事のひとつです。

食べたものが、組織のエネルギーとなって、カラダを動かしたり、回復させることは誰もが知る話です。砂漠で水がなくなったり、山で遭難したりして食べるものがなければ、人は生きることができません。水分もそうですが、カロリーが足りないからです。

燃料不足が行きすぎると、最後は心臓が止まってしまいます。ガンジーがおこなったハンガーストライキのように、食事をまったく口にせず水を飲むだけでも人間はある程度は生きられます。1997年のデータによると、断食の限界は40日間程度で、60日間ほどで「心不全」により死に至ります※1。もし何も食べるものがなければ、何を食べてもいいのです。毎日菓子パンを食べていてもお菓子だけでも、必要なカロリーを摂取できていれば生きられます。

私たちが食べたものは、使われるか蓄えられるかに振られていきます。シーソーのように、どんな食事であっても消費カロリーをオーバーすれば脂肪として蓄えられていきますし、摂取量よりも消費量が多ければカラダはやせます。

　ケーキやアイスクリームなどの簡単に食べられる高カロリーな食品は現代ではカラダに悪い典型的な食品として知られますが、人類が餓死していた時代にあったとしたら、おいしくて高カロリーな幻の食べものになるでしょう。

　水を除いて、野菜でも果物でもカロリーがあります。口から入る食事でカロリーをマイナスにする食事はないので、よくある「××を食べるとやせる」という話は医学的にはありえません。食べることでやせるものはないのです。

　ですから「そんなに食べてないのに、最近太っちゃって……」と言う人は特殊な病気を

摂取カロリー以上に消費カロリーを増やせばやせる

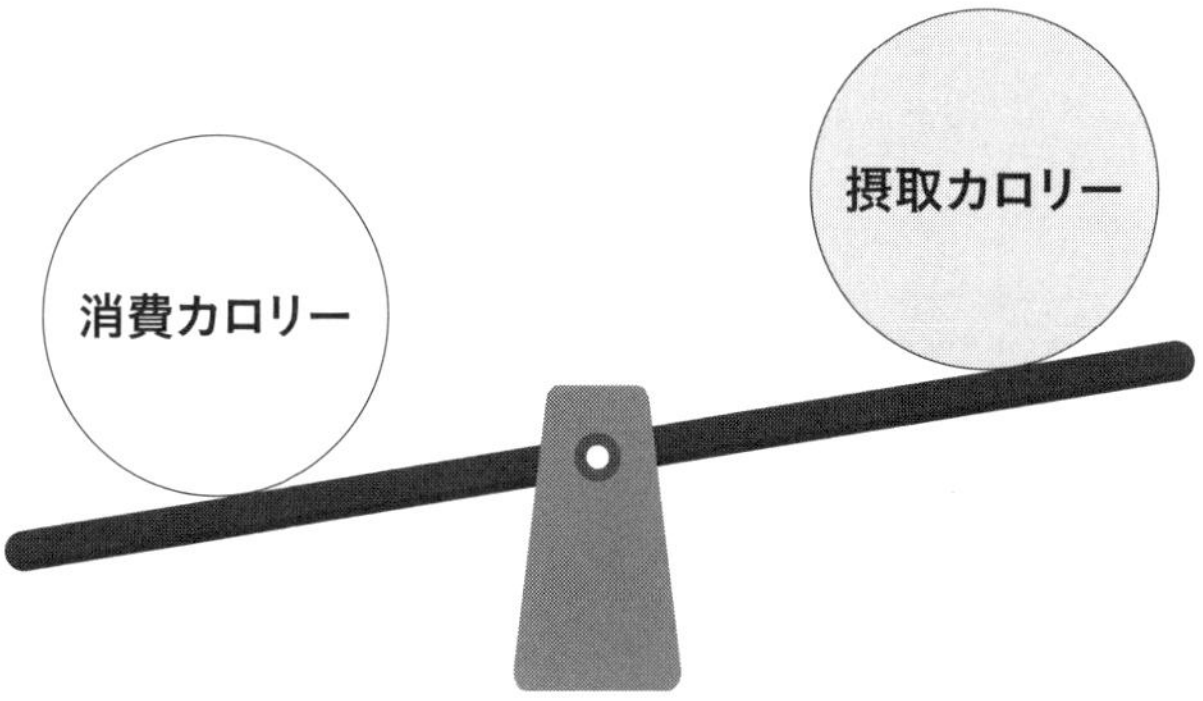

除いて食べているのです。体重は100パーセント食べたもの以上には増えません。加齢とともに基礎代謝量は落ちます。しかし、摂取カロリーが消費カロリーをオーバーしないかぎり、体重増加はありません。

「それでは、消費カロリーを上げてやせよう!」と考える気持ちもわかりますが、食事を変えずに運動だけでやせるのは至難の業です。

アメリカでよく使われる簡単な計算式は1マイル(1・6キロメートル)を走ると100キロカロリーが使われるというものです。

体重差で変わりますが、これを目安にすると、5キロメートルで約300キロカロリーの消費となります。300キロカロリーを食べるのであれば、ケーキ1つ、ご飯1膳大盛りで簡単にオーバーしてしまいます。これが運動だけでやせるのが困難な理由です。

ランニングによる消費カロリーは、じつは速さではあまり変わらずに、距離によって変わります。エクササイズからのカロリー消費は、1時間で5キロメートル走っても30分で5キロメートル走っても似たような消費カロリーとなります。

運動直後に体重計に乗れば、1キログラム、2キログラムすぐに減っているかもしれませんが、これは脂肪ではなく体内の水分が減っているからです。

9キロカロリーの消費で脂肪は1グラム燃えます。蓄えられた栄養からカロリー消費されるのでありえませんが、仮に5キロメートル走って消費した300キロカロリーすべてが脂肪燃焼に使われたとしてもわずか33グラムです。

計算上、それ以上脂肪が落ちていることはありません。食事をコントロールせずにやせること、体脂肪を減らすことはほんとうに難しいのです。わたしは体重のコントロールをしたいのであれば「食事がすべて」と、患者さんに話しています。

いつの時代も糖質制限、脂質制限などさまざまなダイエット方法が世に出てきます。しかし、体重の増減は食べたものと使うこととのバランスでしかなく、何を食べる、どう食べるなど難しいことを気にするよりも、カロリーをカットすればやせて、カラダを大きくしたければカロリーを増やす。この原則をまず理解しましょう。

医師が教えるクリーンな食事

人によって1日に必要な摂取カロリーは決まっていて、それが食べる量になります。まずは自分の運動量、生活、年齢、身長、性別、体重、怪我などを考慮したうえで、必要なエネルギー量、カロリー数を理解することから始めてください。ウェブサイトからも簡単にできるので、これについては後述します。

通常、成人の場合、男性が2000キロカロリー～2500キロカロリー程度で、女性が1500キロカロリー～2000キロカロリー程度です。

1日3食、1日1食、寝る前に食べない、デザートは食後、間食が大切、おやつはダメ……。食べ方についてはさまざまな意見がありますが、そんな細かい話をする前に、全体のカロリー数を考えて必要な摂取カロリーを超えないようにしてください。これがすべてです。

カロリー計算は複雑で、食事のたびに計るわけにもいきませんが、２０００キロカロリー程度と知っておけば、大まかな食事内容は決まるはずです。

１日の摂取カロリーは、生活のなかで使えるいわば配られた交換券のようなものです。この限られた手持ちの券（カロリー）をうまく質のよい食事と換えるのが疲れない食事の原則です。

たとえば朝にドーナッツを食べて、昼にカレーライス、おやつにケーキを食べればこの貴重なカロリーをほとんど栄養の少ない炭水化物に変えてしまったことになります。これでは必要な栄養素が摂れません。筋肉が産生されないうえに、ホルモンバランスが崩れて疲れが溜まります。カラダの修復が追いつかず、どんなに睡眠時間をとっても体力を回復しきることはできません。

ほんとうに必要な栄養素が足りていないのに太ってしまう最悪の食事になってしまいます。カロリーは足りているので餓死こそしませんが、長生きの現代人、とくに疲労を回復して元気に生活しようとする人の食事には適しません。

そこで必要になってくるのが食事法です。食事の質にこだわることです。私たちドクターはカラダによい食品を「クリーンな食べもの」と表現します。何を食べたらいいのか、何を食べてはいけないのか。食・栄養については膨大な情報があります。それらをすべて取り込もうとしたら、勉強は尽きません。

しかし、難しく考えなくても、カラダによい食材、悪い食材はほとんど直感的にわかるはずです。たとえば、ドーナツとりんごなら、どちらがカラダによいでしょうか？　焼肉ランチと焼き魚定食なら？　食品の知識は直感では見分けにくいものにポイントを絞って学ぶのがよいでしょう。

日本人は、日本食＝健康的な食事という考え方が染みついているように思います。たとえば白米がクリーンな食べものかと問われれば、そうは言えません。じゃがいもも同じです。

クリーンな食事をするコツは、メニューを分解することです。食品にたんぱく質、炭水化物、脂質がどのくらい含まれているのかを考えます。

「バランスのよい食事とはなんですか？」と質問されたら、「たんぱく質、炭水化物、脂質の三大栄養素を必要な分だけ摂ること」という答えになります。

必須栄養素を聞くと、「たんぱく質、炭水化物、ビタミン」と言う人が多くいます。ビタミン、ミネラルなどの栄養素も大切ですが、三大栄養素が揃わない食生活なら、ビタミン剤もまったく無駄になってしまうでしょうし、どれだけビタミンが豊富な野菜を食べてもカラダは回復しきれません。

必須栄養素が足りない人は、サプリメントでの栄養補助や無農薬野菜かどうかを心配する前に、いかに三大栄養素を摂るかを考えましょう。


口から入るすべての食べものは、三大栄養素のどれかに分解されます。たんぱく質、炭水化物はそれぞれ1グラムで4キロカロリー、脂質は9キロカロリーです。

たんぱく質は筋肉、骨、内臓、髪の毛、爪などの軟部組織を修復したり、つくったりします。

炭水化物はカラダの燃料＝ガソリンです。

脂質もカラダの燃料でもあり、細胞壁をつくる、血管の状態を健康に保つ、ビタミンを運ぶ大切な栄養素です。

これら3種類の栄養素をすべて含む食べものも少なくはありません。たとえば白米は炭水化物がおもな栄養素で、たんぱく質、脂質も含まれています。

食べものは一度分解されてカラダに吸収されるので、食べた脂肪がそのままお腹につくわけではありません。

たんぱく質も炭水化物も脂肪も、必要以上に摂取して1日の摂取カロリーを超えれば体脂肪としてカラダに貯蓄されます。

摂取カロリーを増やさなければカラダは大きくならないので、アスリートなどの筋肉を増やしたい人は、筋肉だけではなく脂肪も同時についてしまうことが一般的です。

アメリカのガイドラインでは、1日に必要なカロリー量のなかで炭水化物45パーセント〜65パーセント、たんぱく質10パーセント〜35パーセント、脂質20パーセント〜35パーセントくらいの割合が望ましいとされています[※1]。

またこれには個人差があり、太りやすい人は炭水化物を減らしてたんぱく質を多め、太りにくい人は炭水化物とたんぱく質を増やして調整する必要があります。

筋肉骨格系の症状や怪我でお困りの方を診療するわたしのクリニックでは、まずたんぱく質を摂取して、その後に残りの栄養素を意識するようにお話ししています。

WHO（世界保健機関）やアメリカの基準では、体重（キログラム）を8掛けしたグラム数のたんぱく質摂取が1日に必要だと定義されています※2。

体重が60キログラムなら48グラムのたんぱく質摂取が最低ラインです。たとえば卵1個（60グラム）に、たんぱく質は6グラム含まれます。鶏のむね肉1枚（200グラム）は40グラム前後で、チキンステーキとゆで卵2個で1日のたんぱく質量は摂取できます。このように食品を選んでいきます。

しかし、わたしはこの数値はあくまでも最低ラインだと患者さんに伝えています。アメリカ医師会（American Medical Association）の意見を集めたポジションペーパーによると、高齢者（65歳）以上は最低でも体重（キログラム）と同じ、怪我、病気などを抱えている人は体重（キログラム）の1・5倍のたんぱく質（グラム）が必要とされています※3。

またアスリートや運動する人に関してはＡＣＳＭ（American College of Sports Medicine）は1・2倍～1・7倍を推進しています※4。

この体重（キログラム）の1・2倍以上のたんぱく質（グラム）を摂取する食生活は、高たんぱく質の食事（High Protein Diet）と言われます。わたしは体重62キログラムですが、運動をするので62×1・5＝93グラムを基準にしていて、ややこしいのでいつも1日に約100グラムのプロテイン摂取を心がけています。

欧米の食事でたんぱく質が不足している人は少ないですが、日本食では油断すると摂取量が足りなくなります。

ニューヨークに引っ越してきたばかりの日本人患者さんで、口に合う魚が入手できず、野菜や果物に偏った食事になってしまい、たんぱく質不足から腰痛などの筋肉骨格系症状の治りが悪い方を少なからず診てきました。

患者さんには、1日の摂取カロリーを把握して、必要なたんぱく質量を考え

※あくまで目安です。体型が全員異なるため、個人差があります。

たんぱく質の食事摂取基準（グラム）

体重 × 0.8	必要最小限のグラム数
体重 × 1.2〜1.7	運動をする人（ほとんどの人に当てはまります）
体重 × 2 以上	摂取しすぎ
体重 × 1.0〜1.2	怪我や病気の場合

炭水化物の食事摂取基準

1日の必要カロリーに対して　45% 〜 65%

脂質の食事摂取基準

1日の必要カロリーに対して　20% 〜 35%

たうえで、残りを炭水化物、脂質で調整するように伝えています。

料理のジャンルは問いません。和食でもイタリアンでも中華でもお好みの分野でなんでもよいでしょう。

エルサルバドルへ旅行したときは南米の見たこともないような料理でしたが、必要な栄養素を考えて、食材から料理をオーダーしているので、バランスよく食べることができました。

蛇足ですが、よく外国人

には日本人では到底真似できないほど肥満の人がいます。ただ、検査をしてみると、糖尿病ではなかったりします。小さいころから食べているものの差もあるでしょうが、生まれつきの影響が大きいでしょう。遺伝子の力はどれだけ強いものかと驚きます。

栄養がエネルギーになるメカニズム

さてこの口から入った食べものはそのままでは使えません。りんごでも魚でもアイスクリームでも、食べたものはすべて消化器系で分解、吸収されて血管の中へ入ります。

たんぱく質はアミノ酸、炭水化物はブドウ糖、脂肪は脂肪酸にそれぞれ分解されて血液中に乗って仕事をするのですが、どれもカラダを動かす原料であるアデノシン三リン酸（ＡＴＰ：Adenosine Triphosphate）をつくることができます。

ＡＴＰはエネルギーそのもので、人間が元気に活動するのも回復するのもこれが存在するからです。

細胞ベースでも呼吸をしていて、酸素を使って二酸化炭素を吐き出しながらＡＴＰが生産されます。

ただ、空気だけでは不十分で、燃料として栄養が必要です。燃料は一定量しかカラダに取り込めないので、必ず食事によって補給し続けなければなりません（個体差によって燃料タンクのサイズは決まっています）。

また、燃料自体は、基本的になんでも活用されます。高級車のようにハイオクでしか走らないというよりは、ディーゼルでもレギュラーでも灯油でもなんでも、ないよりはあったほうがいいという感覚です。燃焼効率の良い燃料と悪い燃料はあり、ＡＴＰの生産効率がよい燃料は炭水化物です。

そもそも人類の歴史も数百年前までは餓死との戦いですから、基本的に雑食で何を食べても生きることはできるのです。

ただ現代人のように平均寿命が80歳を超えてくると、できるだけ健康体を維持する必要があるので、餓死しない食事では不十分と言えます。

シーソーの図で示したとおり、カロリーは使われるか、蓄えられるかの２択だと説明しました。蓄えられる場合は、グリコーゲンとして肝臓や筋肉につくか、脂肪としてカラダにつくかの2つに分かれます。

カラダには栄養素をそのままの形で保存できる仕組みがありません。ブドウ糖は肝臓や筋肉でグリコーゲンというかたちに合成されて、もっとも使う筋肉にすぐ使えるように貯蔵されます。残りは1グラムで9キロカロリーという貯蔵効率のよい脂肪として蓄えられます。

食事からの燃料が足りなくなると、カラダは貯蔵されているグリコーゲンや脂肪をふたたびブドウ糖に分解し、エネルギー源として活用します。

これはすばらしい貯蓄システムで、余分な脂肪とは車の燃料予備タンクなのです。いわゆる平安美人が現代で言うところの「ぽっちゃり体型」な理由は簡単に想像がつきます。その時代にぽっちゃり体型を維持するカロリー摂取ができるのは裕福な家庭の出身であり、脂肪燃料を蓄えたカラダは栄養状態もよく、病気にも罹りにくいはずです。

さらに病気からの回復も早いはずで、感染症や肺炎、結核などで人類が死亡していた背景を考えると、健康的で憧れの的になるのは当然と思われます。

ただし、人間は2時間以上の活動になると、蓄えたグリコーゲンだけでは活動できないため、フルマラソンやトライアスロンのレースでジェルなどを摂取して運動するのです。脂肪からのエネルギーはゆっくりな運動には効率よく使えますが、激しい運動はこのグリコーゲンが必要なのです。

ブドウ糖はどのようにATPとしてエネルギーになるのでしょうか？

細胞レベルでいうと、ミトコンドリアで変換がおこなわれます。ミトコンドリアを例えるなら、ブドウ糖をアメリカドル、ATPを日本円としたときの両替する銀行です。日本でアメリカドルが使えないのと同じで、分解された栄養素（アメリカドル）をATP（日本円）にするためにはミトコンドリアの働き（銀行での両替）が必要なのです。

しかしながら、この取引レートは悪くて、アメリカドルから日本円にする際に40パーセントくらいが「熱量（カロリー）」としての変更手数料に取られて

グリコーゲンの仕組み

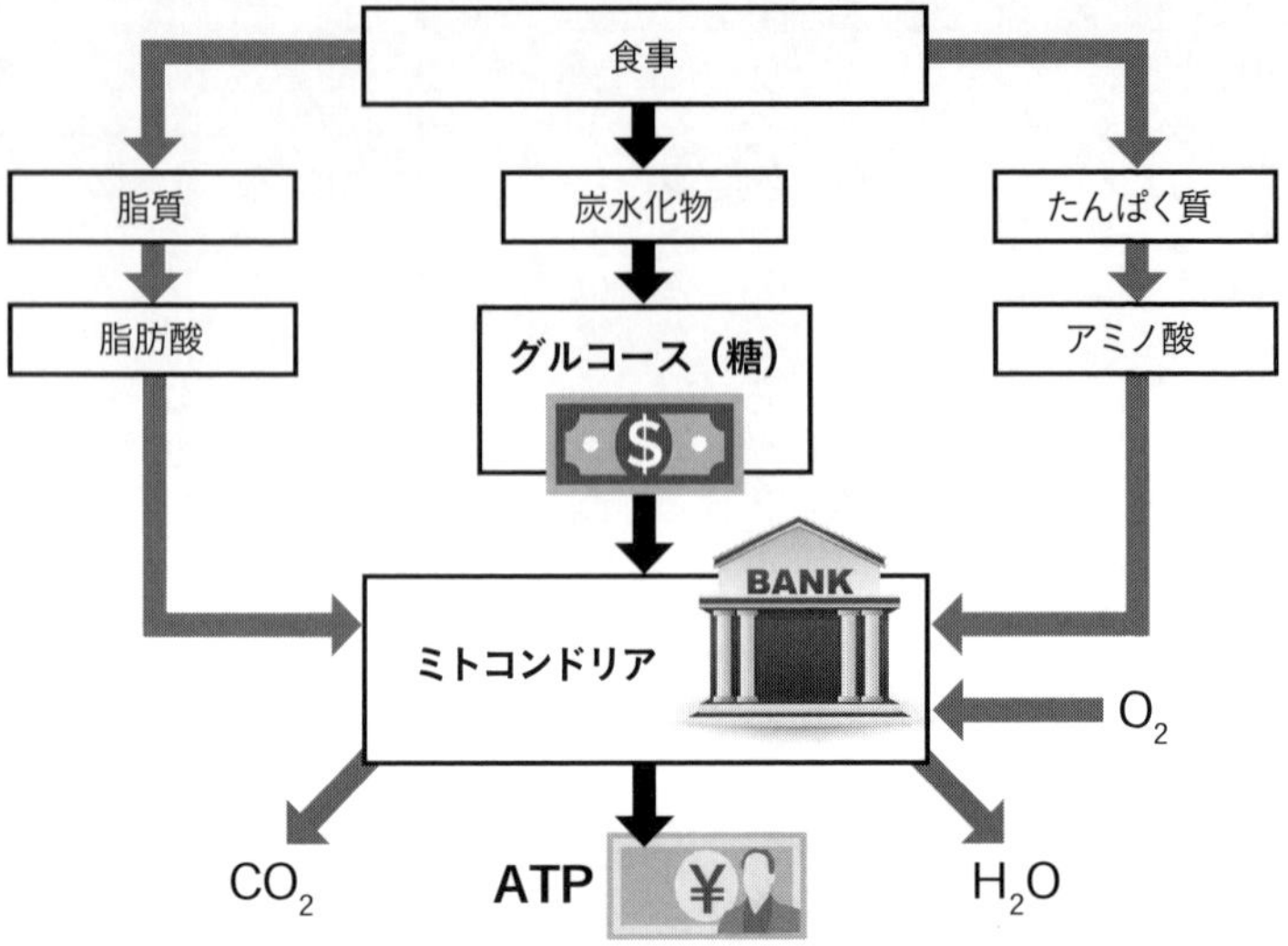

しまいます。食後にカラダが温かくなるのはこのためです。

また変換された日本円は、70パーセントが基礎代謝に充てられます。燃料のほとんどは、生きるために最小限必要なエネルギーになるのです。残りの20パーセントはアクティビティ、10パーセントは消化に使われます。

基礎代謝に使われるエネルギーがどの部位で消費されているかもわかっています。上から順に肝臓27パーセント、脳19パーセント、筋肉18パーセント、腎臓10パーセント、心臓8パーセントです。体内でいちばんエネルギーを消費するのは、筋肉でも脳でも心臓でもなく肝臓です。
アクティビティに使われるエネルギーはたったの20パーセントなのです。あとは自分ではどうすることもできない基礎代謝と言えます。運動だけでやせる、体重のコントロールをめざすことは、この20パーセントからのアプローチのみをおこなうことであり、食事を変えることに比べて圧倒的に不利なのは当然と言えます。

しかし、運動によってミトコンドリアを増やせることがわかっています。平均68歳の被験者を対象とした実験でも、運動を通して筋肉のミトコンドリアが増加しました。無酸素運動（ストレングストレーニング）と有酸素運動のどちらも有効ですが、有酸素運動のほうが効果的だという結果が出ています[※1]。

銀行が増えれば、アメリカドルを効率よく日本円に交換できます。エネルギー変換がうまくいく、すなわち代謝がよくなるので、回復力のアップにもつながります。
一般的活動のもっとも効率がよいシステムである炭水化物を分解してエネル

ギーを得る仕組みはこのとおりです。

ファーストチョイスはたんぱく質

日本人のたんぱく質不足は年々顕著になっています。反対にアメリカ人は肉食なのでたんぱく質過多の野菜が少ない食事になりがちで、脂質異常症が多くみられます。

しかし、「たんぱく質が不足しているので、食が欧米化する前の昔ながらの日本食に戻るべきだ！」という帰結にはなりません。さらに日本人の寿命が延びたのも食生活が変わった戦後からです。

たんぱく質とはアミノ酸であり、「質がよい」「理想の」と言われるたんぱく質は必須アミノ酸をすべて含む食材です。

必須アミノ酸とは食物から摂らなければならないアミノ酸です。たんぱく質は分解されると20種類のアミノ酸になります。このうち9種は、体内合成でき

日本人の1人1日当たりのたんぱく質摂取量の年次推移

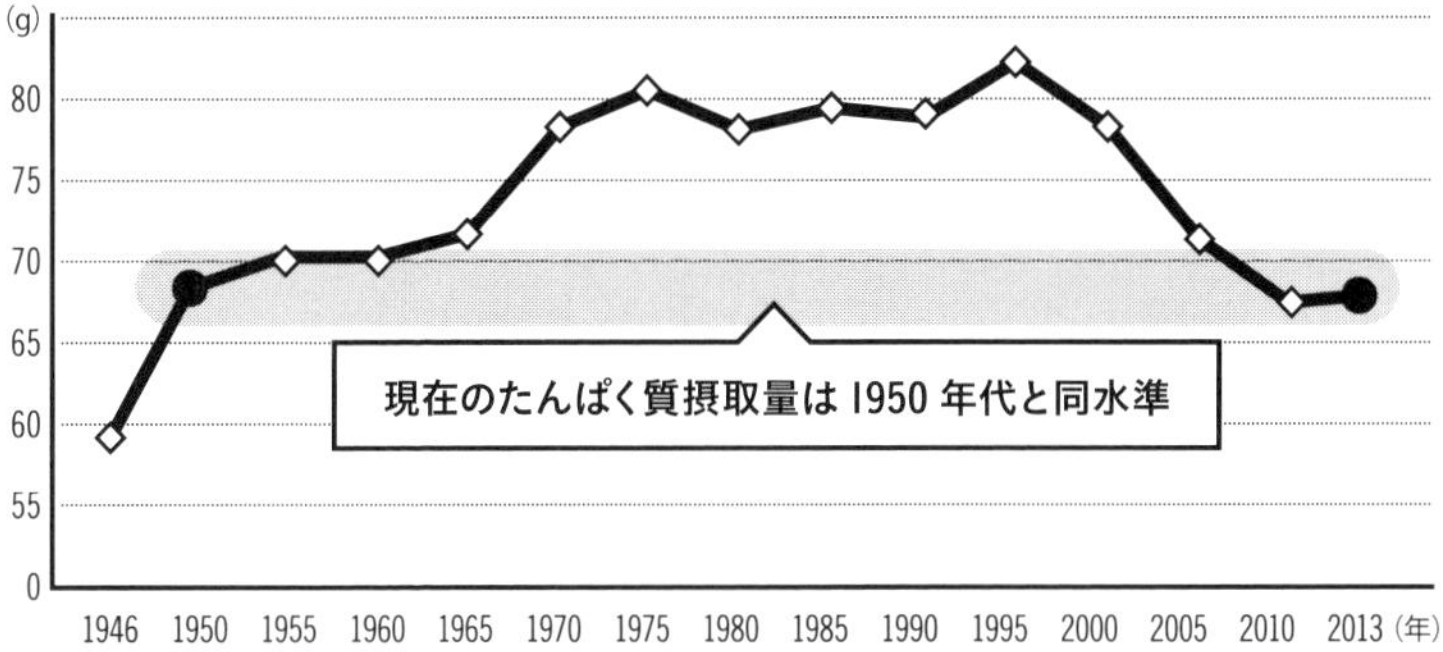

出典　1947～1993年：国民栄養の現状、1994～2002年：国民栄養調査
2003年以降：国民健康・栄養調査（厚生省／厚生労働省）

ないので食事から摂取しなければならないのです。

わたしの毎日の食事には卵が欠かせません。卵はパーフェクトプロテインと呼ばれ、卵1個のたんぱく質含有量は6グラムしかないのですが、カラダに必要なすべての必須アミノ酸を含むだけでなく、吸収も抜群です。

植物性のたんぱく質ではこのような良質のたんぱく質は存在しません。ただ、アレルギー症状が出てしまう人もいるので、食べる量には注意してください。

このように同じたんぱく源でも大豆と鶏肉では質が異なります。大豆ばっかり、鶏肉ばっかりではなく、できるだけ色々な食材を選びましょう。卵だけを食べていてもコレステロールが高くなります。たんぱく質は種類によって吸収が違います。これは同じたんぱく質を摂取して体重がどの程度増えるかのデータをもとに決められています。一般的なサプリメントがホエイプロテインと言われる乳清たんぱく質からつくられている理由はこの質が高いからです。

植物性のたんぱく質がカラダによいと言われるのは、動物の脂質である、飽和脂肪酸を含まないからです。

2016年のリサーチでも植物性のたんぱく質を摂取するグループの死亡率は低く、動物性のたんぱく質を摂取するグループと全体の死亡率には因果関係がありませんでしたが、心臓病での死亡率とは因果関係があると結論づけられています[※1]。

しかし、わたしはたんぱく質の摂取量が少ない患者さんには卵のほかにも鶏肉、魚をおすすめします。たんぱく質の質で言えば、鶏肉や豚肉よりも牛乳や卵のほうが理想的なたんぱく質です[※2]。信念があってベジタリアンやヴィーガンになる方を止めはしませんが、中途半端な気持ちで勉強せずにおこなうのは危険です。うまく食材を組み合わせないと必要なたんぱく質量を摂取できなくなるので、かなりの勉強が必要です。

ベジタリアンでもヴィーガンでも、トップの記録を出すアスリートは存在するので、この食事が不可能なわけではありません。ただ、ほとんどのアスリートはベジタリアンではないので、少数のベジタリアンアスリートが存在することを理由にそれがすばらしい食事と決めることはできません。

たんぱく質の豊富な食品は脂肪も多いので、たんぱく質摂取の注意点は、同時についてくる脂肪を摂りすぎない食品を選ぶことだと言えます。

身近な食材で簡単に必要なアミノ酸を摂取するには、朝にフルーツ、卵、砂糖のないギリシャヨーグルトでスタートして、昼に鶏肉のサラダを食べれば、必要なたんぱく質を摂取しながら、炭水化物を野菜と果物で摂る理想的な食生活に近いでしょう。

日本食であれば玄米少しと豆腐の味噌汁、卵に焼き魚、野菜に果物があればこれも理想的です。日本食は炭水化物が多めなので少しカットする意識で、ご飯を玄米、胚芽米に変えて量を減らし、できるだけ魚を選べば健康的な食生活に近づくことができます。

わたしは白身魚、鶏むね肉（ささみ）、もも肉という脂分の少ない順でオーダーします。豚肉や牛肉になるほど、赤身肉になるほど脂が増すことは直感でわかると思います。

豆やナッツ類もたんぱく源になります。ベーコンやソーセージ、ハムなどの加工品はどんな成分が練り込まれているかわからないので、できるだけ避けます。

たんぱく質も摂取しすぎるともちろん太りますし、データは少ないものの、長期的な過剰摂取は体重の増減、死亡率と関係があるとされています※3。

しかし、たんぱく質のカロリーを上げるのは大抵脂肪なので、鶏むね肉やささみなど脂肪分の少ない肉や魚を食べていれば、カロリーオーバーにはなりにくいでしょう。

今でこそ炭水化物を減らす食事が流行っていますが、じつはひと昔前は脂肪、たんぱく質を減らす食生活が健康的だと言われていました。

その後の低脂肪ブーム、ダイエットが長く続き、いまでも低脂肪は世界で圧倒的に主流な食生活です。いかに時代と流行りに流されずに正しい、納得のいく食生活をすることが大切かがわかります。

炭水化物、たんぱく質が1グラム4キロカロリーなのに対して脂肪は9キロカロリーなので、確かに摂取量を減らせばカロリーは抑えられます。やせた度合いこそ少ないですが、長期的に安定してやせるとレポートされています[※4]。

スーパーフードは効果的か

キヌワ、チアシード……。スーパーフードはいつの時代も登場します。栄養バランスにすぐれた食品で、食事に取り入れるのはよいと思います。わたしもキヌワはたんぱく質が豊富なので、サラダに入れて食べたりします。

しかし、「これだけ食べていれば大丈夫」という食材はありません。フードファディズムと言いますが、熱狂的にある食材だけの効果を期待して摂り続けると、結果的には損してしまいます。

134ページの栄養バランスの取れた食事プレートを見てもわかるとおり、色々な食材を組み合わせて、分散して摂取するのが理想的な食事です。資産を1ヵ所に置かずに、分散投資する感覚に近いかもしれません。

献立や料理をオーダーするときには、脂身の少ないたんぱく質がファーストチョイスです。炭水化物や脂肪は意識しなくても簡単に摂れるからです。

食については、まだまだわかっていないことが多すぎます。大豆がカラダによいという主張もあれば、よくないという主張もあります。ハワイに住む日系人と日本に住む日本人の心臓血管の石灰化の数を比べると、ハワイの日系人のリスクが3倍近くに上がることもわかっています。被験者の日本に住む人のほうが4倍も喫煙率が高かったのにも関わらずです※1。

食事の違いに問題があることは間違いないようですが、日本人が魚を食べる、ハワイの人が牛肉、豚肉を食べるなどのあいまいな答えしかわからないのが現実です。答えがはっきりしないので、大きな原則に従って、偏らないことが大切と言えます。

遺伝子だけではなく生活環境で病気、寿命に大きな変化があることを知ることも大事です。

世の中にはさまざまな食事法があります。それを実践している人で、栄養不足から怪我の治りが遅い人もたくさんいます。個々の方法を突き詰めれば、専門的な勉強がかなり必要です。

医学的には三大栄養素の原則以外に推奨できる食事法の答えを出せていません。極端な食事制限をしたり、「これはよさそうだ」と、ある1つの食材だけをずっと食べ続けるのではなく、さまざまな食材から栄養を摂るのがよいでしょう。

日本人は炭水化物コントロールを！

炭水化物はブドウ糖に分解されて直後エネルギーとして使われます。たんぱく質も脂質もエネルギーになりますが、メインの燃料は炭水化物です。ATPをつくるのにもっとも適した栄養素なのです。

アメリカ糖尿病協会では、わかりやすく大きく3つに炭水化物を分類しています。

・デンプン質
・砂糖
・食物繊維

さまざまな食品に含まれる炭水化物は、このどれかに当てはまります。食品の栄養成分表示で見られる炭水化物とは、糖質＋食物繊維のことで、食物繊維はおもに野菜などに多く含まれます。ほとんど栄養にはならないものの必要な栄養素で、がんのリスクを下げます※1。

糖質は2つの種類の単純な糖質とデンプン質に分かれます。砂糖といってもいわゆる白砂糖だけではなく、牛乳（乳糖）や果物の糖質（ショ糖）、ハチミツ、黒砂糖、白砂糖、メープルシロップ、生砂糖などがこの仲間です。日本語は便利で、基本的に「糖」の漢字がついていれば炭水化物から分解された糖質です。

デンプン質の多い食品は、米、麦、いも類、バナナ、豆類などです。練り物や魚肉ソーセージにも含まれています。

前述したように、米には炭水化物だけではなく、たんぱく質なども含まれます。あらゆる食材にさまざまな栄養素が混じり合っており、食材をしっかりと理解しなければどの食材に何がどれだけ入っているかなどはわからないので、非常にややこしいのです。かなり簡単に説明してしまうと、肉、魚以外のほとんどの日本の食材は炭水化物の仲間だと思ってください。

炭水化物は直後エネルギーになる大事な栄養素です。炭水化物を抜くと疲れやすくなります。ですから、朝ご飯をしっかり食べることは重要です。

しかし、たんぱく質を先に意識しなければ、炭水化物ばかりに食生活が偏ってしまう人がたくさんいます。

とくに日本食は米が主食であり、砂糖が調味料として使われるので、炭水化物の摂取量をコントロールすることが、健康的な食生活の大切なポイントです。

血糖値コントロールと回復

炭水化物は糖質に分解され、最終的にブドウ糖になります。必要な栄養素ですが、摂取方法を間違えると健康管理はできません。炭水化物は量もそうですが、質を何より大事にしたいところです。

1. 何を摂取するのか？
2. どの程度食べるのか？

この2点がポイントであり、わかりやすい指標がＧＩ値（Glycemic Index）とＧＬ値（Glycemic Load）です。

炭水化物は分解されると糖質になります。砂糖のお友だちです。どれだけ早く分解されるかを数値化したものがＧＩ値です。

どんな炭水化物を食べるのかを考えるときの指標にＧＩ値を使い、全体の摂取量を制限することが、体重維持、将来の健康に大切であることは専門家のあいだで知られています[※1]。

また合計の炭水化物量も重要で、合計のカロリーを意識する必要があります。キャベツを大量に食べてカロリーオーバーは難しいですが、白米なら簡単にできてしまいます。ＧＩ値が低くても高くても合計のカロリーがオーバーしてしまう食事は避けなければいけません。

食べる食材のＧＩ値とＧＬ値を指標にすること、合計の炭水化物摂取量の2点をしっかり理解することが大切なのです。

アメリカの糖尿病学会では低ＧＩの食生活が推奨されており、低ＧＩ、ＧＬの食生活は、長期的にもさまざまな病気を予防するという結果が37の文献を分析した結果からもわかっています[※2]。

「血糖値コントロールをすると健康な状態を維持できる」と言ってしまえばそ

れまでなのですが、逆にコントロールできない状態になる、つまり血糖値が低い、もしくは高い状態に陥ると人体はどのように働くかを知ると、もう少し納得ができる内容になるかもしれません。

糖尿病とは遺伝的な要素も大きく影響しますが、血中の糖分を下げるインスリンがうまく分泌できずに血糖値がコントロールできない病気です。

また血糖値を下げることは組織にブドウ糖を取り込むことであり、糖尿病の血糖値が下がらない状態は、せっかく食事をしてもブドウ糖が組織に取り込まれないことを意味します。

ですので、ＡＴＰを合成しようと食べたものがミトコンドリアまで取り込まれない状態と言えます。前に書いた例えで説明すると、アメリカドルを持っているのに銀行までの道が通行止めになりかけている状態でしょうか。

その結果アメリカドルが余ってしまい、財布はどんどん使えない紙幣で膨らみます。紙幣が入りきらずに、財布はボロボロになってしまいます。この財布が血管のイメージです。

この状態は財布ならよいのですが、血管は相当な被害を受けることになります。血液中の糖分が高い状態が続くと血管をボロボロに蝕んでしまいます。急な血糖値の上昇による変化でもこの状態に近づいてしまうともされています[※3]。

また、単純に１回１回の食事でもこの状態が起こると言われています。時々の不摂生も長期的な健康管理にはしっかりと悪影響を与えてしまうのです。たとえば糖尿病予備軍と言われる人たちは、空腹時血糖が正常で長期的な血糖値を指すヘモグロビンの値が高い状況です。まだ問題はないと一般的に考えがちですが、毎回の食事で血糖値コントロールができていなければ、そのたびに血管を蝕んでいるのです。

たかが血管だと思われるかもしれませんが、血管は身体中にある、栄養素を届ける大切な管であり、これが破壊されるということは、人体の破壊そのものとも言えます。腎臓、肝臓、脳、すべての臓器がこれから栄養を受けますし、心臓に栄養を届ける血管である血管が止まれば心臓は止まってしまいます。細い血管が壊されれば網膜症から失明、腎不全、神経のまわりの血管が阻害されて手足の症状も起こります。

では血糖値は低ければ低いほうがよいかと言えばそんなこともなく、低血糖状態だと血管内のブドウ糖が少ないので、もちろん脳を含めた組織に栄養が届かず「疲れた」「やる気が出ない」「判断力が落ちている」状態をつくってしまいます。

脳の栄養はこの血中のブドウ糖であり、これなしでは働けません。脳の機能性は血糖値が高すぎても、低すぎてもうまく働かないことも明らかになっています※4 ※5 ※6。

コーヒー、お茶などに含まれるカフェインでこのだるさをカバーしながら仕事を続ける方も多いですが、カフェインでは元気になりますが、組織に栄養を入れることはできません。

ですので、血糖値を上げすぎず下げすぎずコントロールすることが仕事を効率よくおこない、回復力を高める生活習慣には必要不可欠です。

脳の働きをよく保つ食生活が、回復力、仕事の効率を上げるポイントであることは間違いありません。

糖尿病は回復を遅らせる

糖尿病の患者さんは回復力の落ちている典型的な例で、慢性的に組織が治りにくい、回復しにくいので感染症や傷が皮膚にできると治るどころかどんどん悪化してしまうケースが多々あります。

足の潰瘍（傷口）ができてしまった場合は傷が治らずに悪化して足を切断することになってしまう確率が、糖尿病の患者さんでなんと20パーセントもあります※1。

さらに糖尿病からの感染症で足の切断をおこなった患者さんの50パーセントは5年以内に亡くなってしまいます※2 ※3。

私たちは怪我をしても自然と治ることが当たり前に思って生活していますが、自己治癒力が細菌に勝てなければ全身が感染して死に至りますし、かすり傷ですら治ることはありません。

現代でこそ抗生物質に点滴など当たり前の医療があり人間は簡単に命を落とさなくなりましたが、この基礎体力とも言える基礎回復力は人類のもっとも大切な能力と言えるでしょう。

GI値と血糖値

カラダは血糖値がマイルドな状態がよく働きます。低すぎると空腹、無気力、やる気がでない、集中できないなど疲れた状態になります。

高いとインスリンが分泌されて脂肪をつくろうとします。血糖が高くなれば大量のインスリンが出るので、血糖値がまた下がる、空腹になるという悪循環に陥ります。


GI値とは、食べてからの一定時間で血糖値にどう影響するかを数値化したモデルです。通常は食後2時間以内が基準となります。

100の基準はブドウ糖で、この数値を元にその他の食品を比較します。70以上はGI値の高い食品、55以下は低いと判断されます。

炭水化物の摂取について、この低GIを意識した食生活は、回復の食生活とも言えるものです。

糖尿病は食べた糖質の分解スピードに自分のインスリン分泌が追いつかない、または出ない状態なので、血糖値を下げる作業が追いつかずに血中のブドウ糖が高い状態が続いています。

たとえば白米と玄米を同じカロリー分食べたとしても、玄米はカラダの中で壊されてブドウ糖になるまで時間がかかるので、インスリンの出が悪い人でも戦う時間を稼ぐことができます。

また糖尿病の人が頻繁に起こす「低血糖」は血糖値が下がりすぎて機能しなくなる、時には死に至る状態ですが、この場合は逆にすばやく血糖値を上げる、つまりカラダが分解しやすいGI値の高い食材、より砂糖に近い食品である飴玉や砂糖を食べる必要があります。

これはあくまでも話の例で、糖尿病のコントロール方法や低血糖対策を書いているわけではありません。詳しいことは専門家にご相談ください。

さてこのＧＩ値はかなりややこしく、さまざまな要因で変化します。調理方法でも変わってしまいますし、同じ果物の種類によっても「熟し具合」などによってかなりの個体差があります。まったく同じ食品であっても食べる時期で多少の差が出てしまいますし、食べ合わせでも大きく変化します。

たんぱく質、脂質、繊維、果物の糖質である「果糖」、乳製品の糖質である「乳糖」などはＧＩ値の高い食品と食べることで、血糖値のコントロールに役に立ちます。

たとえば白い食パンはＧＩ値の高い代表的食材ですが、もしわたしがこれを食べなければいけないとしたら（ほとんど食べませんが）、卵、ピーナッツバターなどと一緒に食べて血糖値の急上昇を防ごうとします。

そしてもうひとつ大切なＧＬ値の知識も、ＧＩ値を使うために必要です。これはＧＩ値が食材の質の研究（ＧＩ値が同じ量の炭水化物を比べて、どちらが血糖値を上昇＝スパイクさせるかの指標）であることに対して、ＧＬ値はそれぞれの食材に含まれる炭水化物の量を考慮しています。

例えると、スイカとドーナッツを比べた場合にＧＩ値はほぼ同じ76です※1。しかしスイカとドーナッツではサービングサイズが異なります。

サービングサイズとはアメリカの1日平均２０００カロリーの計算でわかりやすく表示され、使われる表現です。１人前ではなくあくまでも基準値です。

たとえば野菜、果物の１サービングサイズは１カップです。スイカは１カップで炭水化物11グラムのＧＬ値が８となります。ドーナッツは中程度のサイズがサービングサイズで、炭水化物23グラムのＧＬ値は17です。

ややこしくなってしまいましたが、ＧＩ値、ＧＬ値を参考にしながら、その食品にどれくらいの炭水化物が含まれるのかを理解することが大切です。

「そんなめんどくさいことを考えて食事ができるか！」との声が聞こえてきそうですが、３６５日まったく違う食材を口にしている人はいないでしょうから、まずは自分のよく食べる５〜10の食材を比較して一度理解すれば十分です。

10年間の追跡調査で、GL値の高い食品、精製された炭水化物の割合が増えると心臓病のリスクが上がることがわかっています※2。これはさまざまな種類の炭水化物、タバコ、体重などのリスクファクターを排除して、純粋にGI値、GL値の高い食品が心臓病と大きな関係がある事を示したリサーチです。

またGIの低い食生活で糖尿病、心臓病、脳血管障害、胆嚢疾患、乳がんなどのリスクを減らすこともわかっています※3 ※4。

お腹が空いた時間が長く続くと食べるときに過食したり、血糖値のスパイクが起こります。腹5分目。つねにやや空腹という状態がベストです。空腹になりすぎると判断力も鈍ります。

栄養素が糖に分解されて、血液中に出て、組織に栄養として入るから血糖値が上がります。血糖とはエネルギーそのものなのです。そのシステムの大事なガイドラインが血糖値で、これを急激に上げて下げてと繰り返すと、うまく組織の中に血液が入らず、潤滑しなくなります。

ＧＩ値が高いとは、体内ですぐに糖に変わって血糖値を上げてしまうということです。そして急に上がった血糖値は、急激なインスリン分泌によってコントロールするので、次に血糖値が急降下します。これが食後に疲れる、眠くなる理由のひとつです。

個人の経験上、昼食に白米を避けたりするビジネスパーソンがいるのも納得です。朝ご飯を抜いて、空腹状態で大盛りのカレーライスでも食べれば、血糖値は急上昇、急降下を起こします。

結果30分から1時間後にはしっかり疲れて眠くなるので、眠気と格闘のコーヒーを飲んで仕事に集中し、昼遅くに飲んだコーヒーが原因で寝不足の生活は避けたいものです。

量が少なくても甘いものはほとんどＧＩ値が高い食品だと考えてください。はちみつ、黒砂糖もそうですよね。また、すいか、じゃがいも、にんじんもＧＩ値が高い食品です。

白米よりも玄米が推奨されるのはビタミンなどの栄養価が高いことだけでなく、GI値が違うからです。GI値が低い玄米はゆっくり体内に吸収されます。すなわち血糖値コントロールがしやすいのです。

パスタもパンも精製されるほど血糖値を急激に上げます。食べた直後は元気になっても、すぐに眠くなって、太りやすく、糖尿病にもなりやすくなります。食べるなら全粒粉のものを選びましょう。ただし、そのときはフルーツの量を減らしてください。合計のカロリー摂取量も大切だからです。

米や小麦を食べないとお腹が物足りないという人は、できるだけ自然界にそのまま存在する状態で摂るようにしましょう。白米よりは玄米。白いパンより全粒粉の小麦、雑穀、オーツ、ライ麦のパンなど、精製される前の食材を選びましょう。わたしは普段から白い食パンはまず食べません。

脂は質にこだわる

脂質は普通に食事をしていても摂りすぎてしまう栄養素です。とんかつ定食や唐揚げ定食を食べたら、１日の脂質の必要摂取量はもうほとんど残りません。揚げ物は全般的にカロリーが高く、脂質が多く含まれています。

脂肪には大きく分けて不飽和脂肪酸と飽和脂肪酸、トランス脂肪酸の３種類があります。

不飽和脂肪酸は一価不飽和脂肪酸と多価不飽和脂肪酸に分かれます。一価不飽和脂肪酸を多く含む食品はアボカド、オリーブオイル、ピーナッツ、キャノーラ油。多価不飽和脂肪酸を多く含む食品はトウモロコシ、大豆、サンフラワー、クルミ、魚などです。この中にはサプリメントなどで有名なオメガ３脂肪酸が含まれます。

オメガ３脂肪酸の摂取量と死亡率を比べたハーバード大学のリサーチでは、血中のオメガ３脂肪酸が高いグループは27パーセント死亡率が低いとされています[※1]。サプリメントが売られる理由も納得です。オメガ３脂肪酸は魚から摂取できます。

また60の文献を考察したリサーチでも不飽和脂肪酸は飽和脂肪酸、トランス脂肪酸と比べてもコレステロール値によい影響を与えるとされています[※2]。魚が健康にいいと言われるのはこの影響が大きいです。日本は魚がおいしく安いので、ぜひ、たんぱく源として積極的に食してほしいと思います。

一方で飽和脂肪酸は牛肉の霜降り、鶏肉、豚肉、乳製品、チーズ、バターなどです。アメリカ農務省（United States Department of Agriculture）のガイドラインは、これらの摂取は1日に10パーセント以下のカロリーにするように推進しており[※3]、アメリカ心臓協会（American Heart Association）では7パーセント以下としています[※4]。

また、同じ牛肉でも草を食べて育った牛と、配合飼料を食べて育った牛とではコレステロールに与える影響が違うと言われています[※5]。わたしは少し高いのですが、ほとんどこの牧草をエサにしたグラスフェッドの牛しか牛肉は食べませんし、乳製品も基本的には同じです。

飽和脂肪酸は、昔から心臓病の原因になると考えられてきました。時には心臓病の原因にはならないとするリサーチもありますが[※6][※7]、ほとんどすべての医師、専門家の意見、多くのリサーチを考慮するとやはり避けるべき食材と言えます。

焼肉、霜降り肉などは典型的なカラダに悪い脂肪を含んだ食事ですが、それよりも強烈なのがトランス脂肪酸（Trans Fat）で、アメリカでは2018年から一部が完全に使用禁止されました。

そのときに書かれたニューヨークタイムズの記事では、年間に9万人の死亡が回避されるとも言われました[※8]。アレルギー、喘息だけではなくLDLコレステロール（悪玉コレステロール）の値を上げて心臓病のリスクを高める恐ろしい油としてアメリカでは知られています。

日本では健在で現在もさまざまな食品に使われています。アメリカのように表示義務もないので、意外に毎日食べられていると思います。安くて長持ちする油なので商業用には最適なのです。

トランス脂肪酸が使われる食品としてマーガリンが有名ですが、クッキー、ケーキ、パイ、ビスケット、クラッカー、油で揚げたチップス、フライドポテト、ドーナッツ、フライドチキン、冷凍ピザなどの食品、コーヒーのクリームなどさまざまな食品に使われています。わたしはどうしてもスナックを食べたくなったら、油で揚げていない（ノンフライ）のポテトチップスを選びます。

唐揚げ、コロッケ、チキンカツ……。毎日揚げものを食べる人は意外に多いと思われます。もともとの日本食であれば、ご飯、野菜、魚、果物など、トランス脂肪酸が登場する機会は欧米食と比べて少ないので、油料理と炭水化物の量をコントロールできれば、日本食はとても栄養バランスにすぐれた食事です。

ただ、日本人は、トランス脂肪酸よりも、霜降り牛などの動物性の脂肪、中華料理のラードなどの摂取に注意したほうがよいかもしれません。

日本には霜降りの肉を好んで食べる文化があります。脂肪の多い白い肉は健康に対して「よい」食材でも「高級」な食材でもありません。需要と供給で値段が上がるのはわかりますが、外国では受け入れられない食文化です。

アメリカのステーキ、肉が「まずい」と感じるのはこの脂肪が少ない肉を使うからです。おいしい「肉」を食べているのか、おいしい「脂肪」を食べているのかを考えて、肉を選ぶ食事をしましょう。

霜降り肉とアドカドでは脂の質がまるで違います。植物性は簡単に分解されるので、血液もサラサラになります。

ただ、脂肪はあくまでも9キロカロリーであり、牛肉でもアボカドでも基本は同じです。同じ脂肪なら植物性が好ましいですが、ナッツでもなんでも摂りすぎれば太ることをおぼえておいてください。脂肪は高カロリーのため、つねに摂取量には気をつけなければなりません。

しかし、残念なことに、脂肪や砂糖を多く含む食品はおいしく感じるのです。とんかつ、焼き肉、とんこつラーメンのスープ、ケーキ、クッキーにアイスクリーム……。

おそらく餓死を防ぐために、効率よく高カロリーな食事を探せるように味覚が進化したのだと思います。

しかし、飽食の現代では本能に任せた食生活で健康は維持できません。現代人の脂肪をおいしく感じる味覚が健康維持には厳しい状況をつくってしまいます。知識と頭を使って食べなければならないのです。

究極の食事　簡単実践篇

三大栄養素の摂取量は、たんぱく質、炭水化物、脂質でそれぞれの推奨されるパーセンテージは決まっているのですが、ひとつの食品には複数の栄養素が含まれているので、すべてを計って考えることが難しいです。

ですから、難しく考えなくても食材を選ぶだけでバランスよく食べられるようになるガイドラインが発表されてきました。

「食事はピラミッドのように食べましょう」と教えられて育った人もいると思います。かつては主食の穀類を1食の50パーセント、残りを野菜（海藻）、豆類、魚介類、油脂・糖分・果物の順番でバランスよく食べることが推奨された時代がありました。

現在は厚生労働省が「食事バランスガイド」を発表していて、逆三角形型のピラミッド構造となっていて、主食（ごはん、パン、麺類）、副菜（野菜料理）、主菜（肉・魚料理）、牛乳・乳製品、果物の献立をサービング数で数値化し、何をどれだけ食べたらよいかがわかりやすく整理されています。

アメリカでは、２０１１年に農務省が「My Plate」を作成しました。ミシェル・オバマ大統領夫人（当時）がプレゼンテーションしたことからも話題になった、従来の食品ピラミッドを１つの皿に落とし込んだものです。

お皿を見れば、単純に１日の食べるものの割合と量が一目瞭然で、たんぱく質系の食材と、ごはん、パンなどの穀物の量が同じになります。野菜と果物で、皿のもう半分を占め、適切な量の乳製品を加えれば、健康的な食生活を送れるようになるというものです。

このガイドラインがよくできているのは、農務省のサイトで、誰もが簡単に体重、身長と運動量を入れれば、何をどれだけ食べるかの指標が出来上がるところです。

わたしの場合はフルーツ2カップ、野菜3・5カップ、穀物255グラム、たんぱく質185グラム、乳製品3カップで、合計は2600キロカロリーでした（少しややこしいのですが、このたんぱく質の重さは食材の重さが目安になっています）。

あくまでも目安ですが、自分がどの程度のカロリーを必要として、何を食べるべきかを調べてみてください。

このガイドラインは日本のガイドラインと比べて、圧倒的に穀物の量が制限されて、野菜、果物の量が多くなっています。

肥満大国のアメリカではとくにこのバランスを意識した指導がされており、炭水化物の量、質を意識した食事が、体重を維持し、健康で過ごすためにはいかに重要かがわかると思います。

ただし、この「My Plate」は商業的な意図が働いているのではないかと物議を醸しました。穀類は全粒粉ではなくてもよいことになっていますし、たんぱく源も赤身肉や加工肉の有害性は示唆されていません。

また、野菜もジャガイモが含まれていて、水ではなく乳製品が推奨されています。果物は１００パーセントのフルーツジュースでもよいという指摘がされています。

食料品メーカーの立場になれば、自分たちの商品が入っていないガイドラインは納得できるはずもなく、「My Plate」が食品業界のロビイスト活動を反映したものであるという見方も一理あるかもしれません。

比較されるのが、ハーバード・スクール・パブリック・ヘルスの栄養学者とハーバード・ヘルス・パブリケーションズの編集者たちから発表された「Healthy Eating Plate」です。

これは、最新の科学が導き出した健康的な食事プレートで、わたしも今のところ、参考にすべき食事のガイドラインは、ハーバード大学のものでよいと思っています。

栄養バランスの取れた食事プレート

脂質

オリーブオイル、キャノーラなどの植物からの油を使う。これらは悪玉コレステロールを下げる。バターを控え、牛肉、脂身、動物の脂肪を避ける。トランス脂肪酸を摂らないこと。

野菜

できるだけ色とりどりのさまざまな種類の野菜を摂る。いも類は血糖値を上げるため野菜には含まない。

穀物

白いパン、白米は砂糖と変わらない。白いパンではなく、全粒粉。白米ではなく玄米。精製された穀物を避けること。精製された穀物は心臓病、体重増加、糖尿病のリスクを高める。

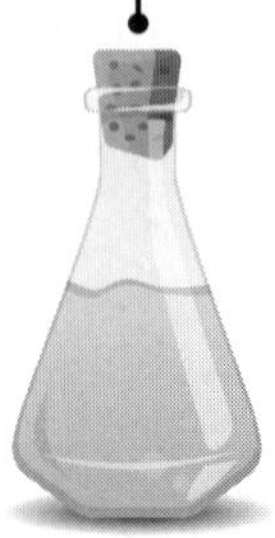

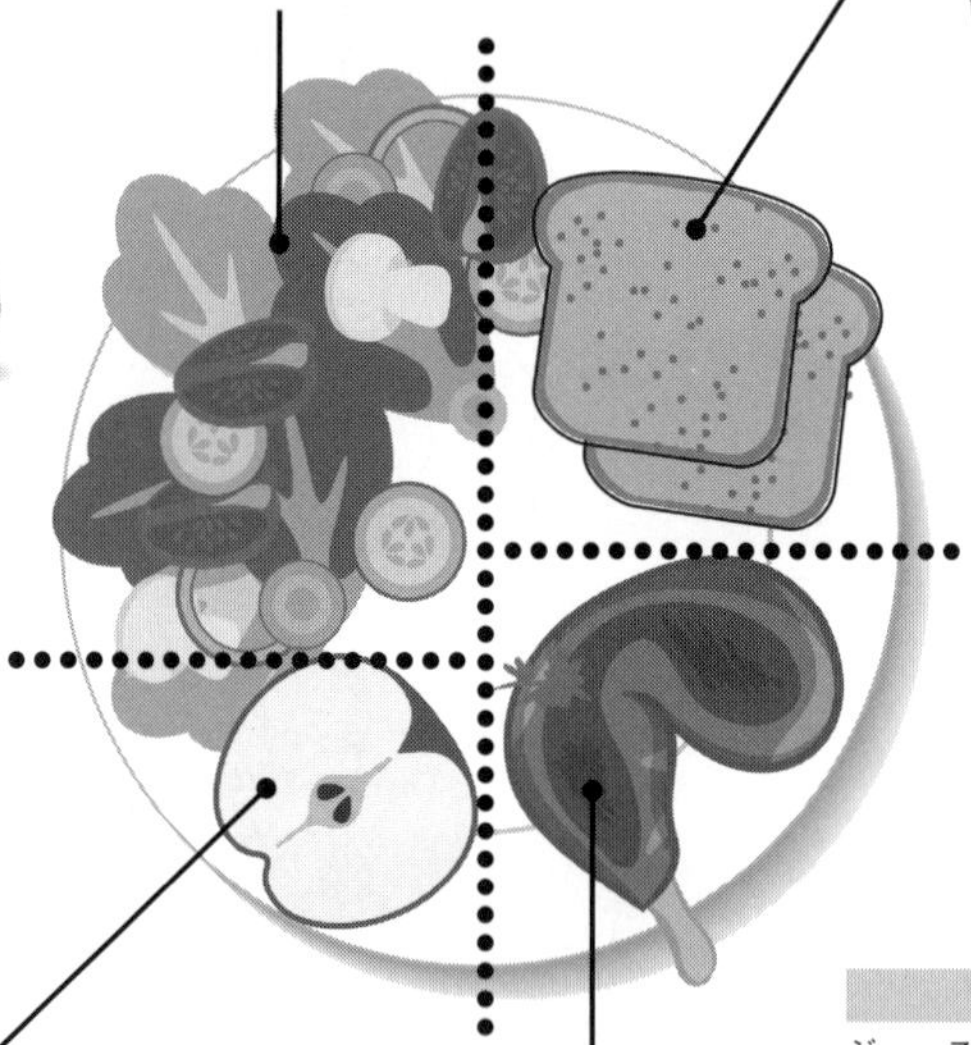

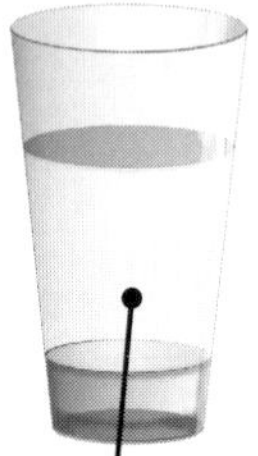

果物

色のついたさまざまな種類の果物を食べる。いちご、グレープフルーツ、りんご、ブルーベリー、オレンジ、ラズベリー、ブラックベリーなどはおすすめ。

たんぱく質

魚、鶏肉、豆、ナッツ類、小魚、大豆、豆腐、枝豆、ブロッコリーなどもおすすめ。赤身の肉は控える。加工された肉・食品は心臓病、糖尿病、大腸がん、体重増加その他の問題につながる。もし乳製品を摂り入れたければ、乳糖の少ないギリシャヨーグルト、硬いチーズなどからカルシウムを摂取する。

水

ジュース、砂糖の入った飲みものではなく、水を飲む。お茶やブラックコーヒー、紅茶でもよいが、カフェインには注意。日本人は牛乳を分解できない人がほとんどなので避ける。100%のフルーツジュースも果物を食べるよりも簡単にカロリー摂取してしまうためできれば避ける。

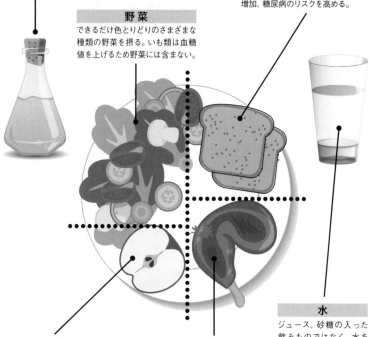

これまで説明してきた栄養素に分解すると、たんぱく質は肉や魚、乳製品、一部の野菜から、炭水化物は野菜、果物、穀物から多く摂り、脂質はアボカド、ナッツ、オリーブオイルなどの植物性食材からなので、さまざまな摂り方ができます。

日本食は炭水化物の量に注意すれば健康的な食事なので、できるだけ魚のたんぱく質を意識して摂取して、炭水化物（米、うどん、パスタなど）を精製されていない食品で摂れば、それだけで理想に近い食事が完成すると思われます。

マクロビオティックなどでも言われる考えですが、医学的に「精製された炭水化物（Refined Carbohydrates）」と「精製されていない炭水化物（Unrefined Carbohydrates）」に区別されます。白いパンと全粒粉、白米と玄米の違いはわかりやすいですね。パン、うどん、ラーメンのような粉でつくられたものではなく、玄米、麦などのそのままの食材からできるだけ炭水化物を摂取しましょう。

わたしは昔ながらの「身土不二《しんどふじ》」、つまりできるだけその土地のものを食べる考えは好きです。じつはニューヨークですらコミュニティの菜園などがあり、また地元の牛肉、鶏肉で食事をする人が増えています。

オーストラリアからニューヨークまで運ばれた牛肉が腐ったり食べ残されたりする現実を考えると、どうも違和感をもってしまうのです。

食べることがとにかく好きで空腹に耐えられないという人は、何を食べればお腹が膨らむのでしょうか?

意外に単純で重さのある食べものはお腹が膨らむ傾向があります。食パンを100として空腹時のいわゆる「腹持ち」「満足度」を38個の食品で調べたリサーチによると、りんご、オレンジなどがカロリーの割にお腹の満足度が高いという結果でした。

1番はポテトでしたが、GI値が高いため、糖尿病や体重の気になる方は気をつけてください。脂肪の多さとは関係がないようです。もやし、すいか、グレープフルーツ、魚、鶏肉などの重い食材も有力でした※1。

また、精製されていない食品は食物繊維などが豊富にあり、水分もあり、お腹が膨れるので食べすぎにならず、カラダへの吸収がゆるやかになります。オレンジジュースではなく本物のオレンジを食べましょう。りんご、みかんのように、丸ごと食べられる食材をいただきましょう。ただし、フルーツの糖質には注意してください。

食事のガイドラインは時代とともに変化します。アメリカでも時代、研究、病気の数などを考慮して変わっています。国レベルのリサーチでこれだけ変化するものなので、ガイドラインを盲信せず、参考にしながら、できるだけ色々な食材を、変化をつけて食べることが大切です。

サプリメントだけで野菜は摂らなくても十分か

野菜は炭水化物に入ります。ミネラル、ビタミン、ファイバーの源です。厚生労働省では1日に350グラムを摂るように推奨されています。果物もビタミン源です。農林水産省の推奨は1日200グラムです。

野菜、果物の栄養素は血圧を下げて、心臓病、脳血管障害のリスクを減らして、特定のがんリスクを下げ、眼科疾患のリスクを下げ、内蔵疾患のリスクを下げ、血糖値のコントロールをしやすくします。

心臓病について男女約11万人を対象に14年間追跡調査した大規模なリサーチがあります。野菜、フルーツを毎日1・5サービングサイズ以下しか食べなかったグループよりも8サービングサイズを食べたグループは、脳血管障害、心臓病のリスクが30パーセント減りました※1。

とくに緑の野菜（レタス、ほうれん草など）、アブラナ科の野菜（キャベツ、ブロッコリー、カリフラワー、ケールなど）と柑橘系の果物（オレンジ、レモン、ライム、グレープフルーツなど）が重要です。

8サービングサイズの野菜はだいたいボール1つ分くらいです。アメリカ心臓協会では、フルーツが4サービングサイズ、野菜は5サービングサイズを摂取するように推奨しています。

アメリカ農務省でも年齢によって異なりますが、19歳以上の男性であれば野菜3カップ、フルーツ2カップを推奨しています。

その他ヨーロッパ、アメリカをベースにしたリサーチがいくつかありますが、多少の差こそあれ野菜、果物を多く摂取（５サービングサイズ以上）することで大幅に脳血管障害、心臓病のリスクを下げることができると結論づけられています※2 ※3。

血圧に関しては野菜中心の食生活を大幅な数で比較したリサーチデータによって野菜、果物の食生活と健康的な血圧の関係が明らかになっています※4。ベジタリアンの食生活をお勧めするわけではありませんが、野菜、果物の摂取が健康的であることを表すには十分な結果と言えます。

多くのデータで野菜、果物を多く摂るとがんを防げるという報告があります※5。一方ではかなり大掛かりなリサーチでも有意差なしとのデータもあります。ひと昔前に日本でも話題になったトマトのリコピンは確かに特定のがんに対して効果的とも言われています※6。

白内障などの目の疾患に関しても野菜、果物を多く摂取することは予防の効果があります。これは近年、日本でも加齢黄斑変性などの加齢に伴い起こる眼の病気が欧米に近づいて増加傾向があることを考えると、食生活の変化が影響していることは納得です[※7]。

食事は三大栄養素のバランスが原則ですが、野菜、果物を摂取することもたいへん重要です。これは三大栄養素を意識しながら炭水化物の摂取方法にこだわると考えればわかりやすいと思います。

野菜、果物がビタミン、ミネラルの宝庫であることは皆さんご存知だと思います。野菜嫌いの方が次に思いつくことは「野菜、果物の代わりにビタミン剤をサプリメントで補う」でしょう。しかし残念なことにこのロジックは通用しないようです。

ビタミン、ミネラルのサプリメントに対しては、かなり大規模な信頼できるリサーチでも死亡率、慢性的な疾患、がん、心臓病に対して効果のないことがわかっています[※8]。

野菜、果物の効能はビタミン、ミネラル、食物繊維だけではないのです。つまり野菜、果物を無視してビタミン剤をがんばって摂取しても同じ結果は得られません。「サプリメントを摂取すれば野菜は摂らなくてもよい」は残念ながら間違いです。

しかしながら、ビタミン不足で特定の病気を引き起こすことは医学的にはっきりとわかっており、これらの病気に対する薬はビタミン剤です。

また妊娠中の方には医療機関で当然「葉酸、ビタミンＢ９」が推奨されますし、ベジタリアンでしたらビタミンＢ12を摂取する必要があるでしょう。これが欠乏すると貧血、神経系の症状を引き起こすことがわかっているからです。

ビタミン、ミネラルは大切で、欠乏すると病気、症状につながることは周知の事実です。一般的には野菜や果物から摂取するわけですが、前述した量の野菜、果物を食べられる人ばかりではないので、足りない分を補うようにサプリメントを活用してください。わたしも毎日サプリメントは摂取しています。食材から必要な栄養素をすべて摂取できれば、それに越したことはありません。

野菜も果物もできるだけ色（赤、緑、黄色、オレンジ）のついた豊富な種類を選びましょう。わたしがよく食べるのは、セロリ、ブロッコリー、ケール、トマトです。栄養素が多いのでよく食べます。私見では好きなだけ食べていいと思っています。カロリーが低く、ほとんどは水分と食物繊維のため、摂りすぎで健康を害することは考えにくいでしょう。いも類はデンプン質が多く、野菜の仲間と思われがちですが、別ものので大量には食べないほうが無難です。

フルーツには注意が必要です。わたしはベリー系（いちご、ラズベリー、ブルーベリー、ブラックベリー）をよく食べます。ほかにも、グレープフルーツ、オレンジ、りんごやメロンも口にします。色々なものを少しずつ摂り入れています。

パイナップル、マンゴー、バナナといったトロピカル系のフルーツも食べますが、これらはカロリー、GI値が高めなので血糖値の問題がある人などは注意が必要です。

またフルーツを食べることとフルーツジュースを飲むことは同じではありません。フルーツ、野菜を多く摂取すると2型糖尿病のリスクが低くなることがわかっています。ただ、フルーツジュースを多く摂るグループは、逆にこのリスクが上がる可能性があります。おそらくジュースに食物繊維がないこと、砂糖が添加されていることなどが原因と思われます※9 ※10 ※11。

また、日本の果物はりんごも桃もいちごも品種改良により糖度が増しているので、食べすぎに気をつけましょう。甘くておいしいのですが、日本に行くときには、ニューヨークでわたしが口にしている果物と同じ感覚で量を食べると糖質の摂りすぎになってしまうと注意しています。

ナッツもたんぱく質、良質の脂質を多く含むすぐれた食品ですが、高カロリーなので食べすぎには注意が必要です。

野菜は不足しがちなので、ミネラル、ビタミン、ファイバーのサプリメントがたくさん世に出ています。

サプリメントで事足りるかというと、前述したとおりそうではありません。野菜にはビタミンなどの栄養素以外にも、抗酸化作用などサプリメントだけでは摂れないものが含まれています。

また、結局のところ野菜、果物を食べたグループが、病気が少なく長生きするのは間違いありません。だからと言ってそれに含まれるミネラル、ビタミン、食物繊維だけがこれらの理由になるとは限らないようです。

これはとくに難しく考える必要はなく、とにかくできるだけ多種多様な野菜・果物を食べることだけ考えましょう。回復を助け、健康になります。

水について

水はもっとも大切かつ簡単な食事で、足りていない人はまず水飲みから始めてもらいます。

「水太り」と言いますが、水はカロリーがないので飲みすぎて太ることは絶対にありません。当たり前ですが、一気に1リットルの水を飲めば単純に1キログラム体重は増えるので、直後の体重変動はあります。しかし、いくら飲んでも脂肪が蓄積されることはありません。

アメリカでは1日8オンス（約240ミリリットル）の8カップの水（8×8）を飲むようにと言われてきましたし、日本でも2リットルと言われていますが、じつは水ではなくても大丈夫なのです。さまざまな食品や飲みものから水分は吸収されているからです。たとえばスイカはほとんどが水分ですし、その他のフルーツや野菜も同様です。またコーヒー、牛乳からジュースまでアルコールを含まない飲みものは水分摂取につながります。

コーヒーもカフェインの利尿作用によって逆に水分を外へ出すと信じられてきましたが、最近のリサーチで長年信じられてきた間違いであると明らかになりました。

しかし、この水も飲めば飲むほど健康になるわけではなく、数時間のあいだに10リットル〜20リットルの水を飲みすぎた3人の軍人の死亡事故がありました[※1]。死因は脳浮腫、低ナトリウム血症でした。水を飲まないと死んでしまいますが、逆に一気に飲みすぎても場合によっては死に至ることがあるのです。

恐ろしいことにマラソン、トライアスロンなどで起こる熱中症や脱水症状と、水の飲みすぎで起こる低ナトリウム血症は頭痛や倦怠感がある点で症状が似ています。有酸素系のレースで事故が起こるのは判断を間違えて水を飲みすぎてしまうことがほとんどです[※2 ※3]。

しかしながら、3リットル〜4リットルの水を短時間に飲まないかぎりは起こりにくい症状なので、一般の人は心配する必要はありません※4。大切なのは、運動時には体重、運動量、気温などの気候を考慮することです。

水分補給と言えば、ランニングのあと、冷えたビールを飲むのが楽しみな人もいると思います。アルコールを度数4パーセント〜5パーセント程度のビールを660ミリリットル飲む程度であれば、スポーツドリンクなどと比べて水分補給に関しては引けを取ることはないというリサーチがあります。

アルコールにはもちろん、その他の害が出ますが、水分補給という意味ではランニング後の多少のビールでも意味があるのです※5 ※6。

またビールは糖質も同時に摂取できるので直後の回復にも多少の意味がありますす。残念ながらアルコールは回復を遅らせてしまいますが、お酒が好きな方は自己責任でお楽しみください。

全米アカデミーズ（The National Academies of Sciences, Engineering, and Medicine）によると男性は3・7リットル、女性は2・7リットルの水分が1日

に必要です。

それから食事、コーヒー、お茶などの水分を除いた足りない分を水で補います。水をどれだけ飲むかは個人差がありますが、喉が乾いたときに飲めば十分という話もあります[※7]。

食事内容にもよりますが、1日1リットル～2リットルを目安に摂取しましょう。この本を読んでしっかりとトレーニングをしている人、妊娠や授乳中、または熱い地域に住んでいる、汗をかく仕事に就いている人などはもう少し多めを意識してください。わたしもさまざまな運動をするので、1リットル以上は水を飲んでいます。

乳製品

乳製品はホエイプロテインといって、質の高いたんぱくが含まれています。質が高いとは、カラダに吸収されやすく、摂取の割合に対してカラダで使われる分量、パーセンテージが高いという意味です。

健康への影響については議論中で賛否両論ありますが、わたしはラクトース（乳糖）を体質的に分解できない人以外はお好みで摂ればよいと思っています。と言っても、じつは乳糖を分解する遺伝子、酵素はほとんどのアジア人は持ち合わせていないので摂取量は控えめにしたほうが無難でしょう※1 ※2。

ギリシャヨーグルトは非常にたんぱく質の豊富な食品です。わたしもよく朝に食べています。牛乳はあまり飲みません。最近では乳酸菌が豊富に含まれているというヨーグルトも種類が増えてきましたが、乳酸菌目的では食べません。食品はあくまで三大栄養素に分解して摂ります。

もし乳酸菌を摂りたければ、ヨーグルトより何倍も乳酸菌が含まれるサプリメントを飲んだほうが効果的です。わたしもプロバイオティクスのサプリメントを服用しています。胃腸の調子を整えて風邪を引きにくくするというデータもあります※3。

また、牧草と人工飼料で育った牛を比較すると、脂肪のオメガ3脂肪酸の比率が違うというデータがあります。

簡単に言えば、魚は肉よりもオメガ３脂肪酸を豊富に含んでいて、良質な脂なのです。ＤＨＡ（ドコサヘキサエン酸）もオメガ３系列の脂肪酸です。

牧草を食べた牛は比較的、魚に近い脂肪の質をもっているため、先に述べたとおり、わたしが食べるのはグラスフェッドの牛肉ばかりです。霜降り肉は極力食べません。脂質が高い割にはたんぱく質が少ないからです。脂肪は誰が食べてもおいしく感じるものですが、やせている脂肪分の少ない肉のほうがカラダにはよいのです。

スタミナ料理は効果があるのか？

レストランのメニューを見て、料理が健康に良いか悪いかを推し量るためには、すべて栄養素に分解して考えてみます。

レモンにはビタミンCが豊富というように、焼肉、うなぎ、ホルモン焼きなどのスタミナ料理を食べれば精力がつくというのはイメージにすぎません。レモン（果汁）よりもいちごのほうがビタミンCは多く含まれています。

スタミナがつく食品を探すのではなく、三大栄養素をバランスよく摂取する食事を心がけるのがいちばん元気になります。霜降り肉のステーキは脂質が多く、うなぎはたんぱく質が豊富でもタレにはかなり糖質が含まれています。元気になりたければ、脂質が少なくたんぱく質が豊富な鶏むね肉を選ぶのが正解です。

どの食品もほとんど三大栄養素に分解できます。「乳酸菌が……」「ビタミンが……」と細かい栄養素を気にする前に、たんぱく質は十分か、炭水化物や脂質は摂りすぎていないかを考えてください。それが十分にできてから、その他の項目に目を向けるようにすれば大丈夫です。まずは大きな原則を押さえてそれから細かいことに目を向けるのです。

サプリメントも同様で、食事の栄養バランスがよくないのに「疲れがとれる」と謳うビタミンサプリメントに頼っても仕方ありません。ビタミンやミネラルも大切ですが、それだけでは生きていくエネルギーにならないのです。

マクロ（三大栄養素）のない人がマイクロの栄養素を気にする必要はありません。たんぱく質が足りていなければ、一生懸命ビタミンを摂取しなくてもいいのです。そのお金と時間を質のいいたんぱく質を摂取できるように投資しましょう。

野菜はたくさん摂るべきであるというイメージがあります。確かに野菜と果物は大切です。しかし、たんぱく質が摂れていないようでは、どれだけ野菜をとっても健康にはなれませんし、疲労回復も難しいです。

まずはたんぱく質をしっかり押さえたうえで、脂質、炭水化物を考慮しながら、１日あたりの野菜、果物の量や水を飲む量などを気にするべきです。

糖質オフ、脂質オフの食品

食品は手を加えれば加えるほどよくないものが多いので、安易に飛びつくのは危険です。脂質を抑えたドーナツは健康的な食品になっている気がします。

ただ、おいしくするために糖質が多かったり、カロリーも高いというケースが結構あります。それは決してカラダによい食品ではありません。グルテンフリーのパンやパスタも同じで、どんなものが入っているのかがわかりにくい食品には、わたしは手を出しません。

ちなみにグルテンとは、小麦などに入っているたんぱく質のことです。確かにアレルギー症状があり、避けなければいけない人もいます。

しかし、特別な体質でなければ、あえて避ける必要はありません。砂糖、質の悪い油に添加物など、避けるべき食材がほかにたくさんあるので、そちらを先に考えたほうがよいでしょう。

乳製品に関しては、無脂肪かどうかより、どんな牛かが大切です。すでにお伝えしましたが、グラスフェッドの牛のほうが人工飼料で育った牛よりもオメガ3の数値がよいので、血液循環がよく健康的な牛だと言えます。健康な牛の牛乳とそれ以外の牛の牛乳。どちらがカラダにとってよいでしょうか?

また、世界中で糖質制限のダイエットブームが何年かおきに起こり、糖質オフの食品が取り沙汰されます。確かに太っている人は炭水化物を食べすぎていることがほとんどなので、これを減らせばやせるのは当然です。

しかし、炭水化物はカラダに必要な栄養素であり、わたしは自分の患者さんには糖質制限ダイエットはまったく勧めません。そもそも「ダイエット」という言葉を使いません。


糖質制限ダイエットは間違いなく手っ取り早くやせる方法です。血糖値、コレステロール、中性脂肪が減って体重が落ちたデータは大量にあります。従来の低脂肪ダイエットと比べても圧倒的に効果があります※1※2※3※4※5※6※7※8。

そもそもこの歴史は長く、１００年も前から神経系の病気に対しておこなわれた歴史もあります。１９７０年代にはアメリカで有名なアトキンスダイエットで有名になりました。肉や魚を好きなだけ食べられて体重が減るため、肉食のアメリカ人に圧倒的に支持されました。


糖質制限ダイエットは、炭水化物を急激にカットして、脂肪をエネルギーに変える回路を活性化する体質づくりがコンセプトです。

これはアメリカでもトレイルランナーなどを中心におこなわれており、

100キロメートル、160キロメートルなどの超長距離を走るランナーたちが実際に炭水化物を食べずに低炭水化物、高脂肪の食生活をしていたりするので驚きです。

そういった意味では実践して効果をあげているアスリートも確かにいるのですが、これはゆっくり長い距離を運動するランナーだからこそ可能なのだと思っています。脂肪の燃焼効率はゆっくり長い運動で上がります。逆にスプリントなどの急激に負荷が上がるとき、脂肪はあまり燃焼されません。

また血中に取り込まれた糖質はインスリンの分泌によって脂肪をつくるので太る原因になるとも言われ、「炭水化物を減らすことが脂肪を減らすことだ」とも言われるのですが、現在のところは、特定の栄養素を減らすのではなく、全体のカロリーをコントロールすることが大切だとされています。

アメリカで各専門家が40個のダイエットを比べた「US News and world Report」では、糖質を大幅に制限するダイエットは40位中39位を獲得しており、専門家からは辛口の評価を受けています※9。

経験的、文化的な背景から考えてみても、日本人は米やいもなどの穀物中心で、肉、魚などのたんぱく質摂取が少ない国民でした。戦後にたんぱく質の摂取量が上がり、食事の欧米化に伴ってカラダが大きくなり、スタイルも戦後変化しました。

医療の発展もあり、女性の平均寿命は世界一に延びましたが、炭水化物ばかり食べていた昔のほうが太っている人は少なかったのです。

これは東南アジアなどの国にも言えることで、アジア諸国は炭水化物の食生活でしたが、現代の肥満大国はアジアではなくアメリカです。糖質だけが太る原因と考えるのは間違いです。

また糖質を大幅にカットするダイエットは米が主食の日本人には厳しいダイエットではないでしょうか？　確実にやせますが、続けられない食生活はリバウンドを招きます。

糖質制限食を長期的に続けた弊害のリサーチはあまりありませんが、炭水化物の少ない食事では胎児の神経管に欠損を起こすとの研究があり、妊婦は避けるべき食事と言えそうです[※10]。

短期間で一気に体重を落とすのは自殺行為⁉

自分の体型は健康的かどうかはＢＭＩによってわかります。また20歳のころの体重もひとつのベースになります。昔から太っていた場合を除きますが、そのころと比べて運動習慣がなく、太ってしまったとするなら、大抵は体脂肪が蓄積しただけになります。

すべての脂肪がいらないわけではありません。内臓のまわりでクッションの働きをしたり、カラダが冷えることから守ったりもします。幼児がふっくらとしているのは、小さなカラダでも寒さに負けないためで、脂肪も大切な働きをしているのです。しかし貯蓄される余分な脂肪もあります。脂肪のつきすぎは見た目だけではなく、健康にも大きな害を与えます。

ただし、急激なダイエットでＢＭＩを調整するのはよくありません。怪我につながりやすくなりますし、必要な組織を減らしてしまいさらには長期間に渡って基礎代謝を落とすので一段と太りやすいカラダになってしまうのです。

急激なダイエットの弊害

いつの時代も流行るダイエットはあります。それらはすべて「やってみたら効果があった」という情報で溢れています。おそらくすべて真実でしょう。ですから、ダイエットが短期間に体重を減らすことを目的におこなわれる前提でお話をすると、「ダイエットの効果があるかどうか」などと考えることはまったく無駄です。なぜならどんなダイエットでも必ず効果があるからです。

短期間ならどんなダイエットでも必ずやせます。痩せるか太るかはカロリー摂取量の問題だけですし、極端な話、１週間も食事を抜いたら体重は減るに決まっているのです。下剤を飲んで水分まで減らせば、危険ですがより体重を減らすことができます。

３ヵ月後、１年後の効果よりも、５年間くらいの長期の時間軸で体脂肪や健康状態の改善効果を見ることが大切です。わたしは毎日のように食事のアドバイスをしますが、一過性のブームのダイエット法を指導することはまずありません。それは次の3つの理由からです。

1. 筋肉、その他の組織が落ちて怪我をしやすくなる
2. 基礎代謝が落ちて将来もやせにくい状態になってしまう
3. 短期間でやせることができても5年後に維持できる人はほとんどいない

体重を一気に減らすグループと、ゆっくり減らすグループを長期的にモニターしたリサーチでは、ほとんどの場合においてゆっくりとやせたほうが体重を維持できるとの結果があります※1 ※2 ※3。このゆっくりとは1週間で1ポンド(約450グラム)~2ポンドまでです※4。

これがわたしがダイエットを勧めない理由で、長期的に健康でいるためには少しずつ生活から改善をしなければならないのです。

さらに一気に体重を落とすと、ダイエット前よりも太ってしまうリスクがあります※5。

次によく言われる「急にやせると筋肉が落ちる」については、57人を対象に

摂取カロリーが1250キロカロリーと500キロカロリーのグループで12週間後に比べたところ、どちらも落ちた体重は同じでしたが、500キロカロリーのグループは脂肪以外の組織（筋肉）がもう一方に比べて6倍以上も多く減ってしまいました[※6]。

急激にやせると筋肉が落ちるは真実です。そして、体重を落としながら筋肉をつけるのはたいへん難しい作業で、一般的には体重が減るときは筋肉などの組織も減ってしまいます。怪我につながりやすいので、クリニックで食事のアドバイス、トレーニングを処方する際にとくに気をつけることです。

ボディビルダーが、筋肉を増やす時期は体重を増やしながらトレーニングをおこない、最後に体脂肪をカットするのはこの理由からです。筋肉と脂肪はまったく別の組織なので、一般に形容される「脂肪を筋肉に変える」ことは生理学的に不可能です。

また1966年から2004年までの体重減少（ダイエット）と脂肪以外の組織の減少率をさまざまな文献、リサーチから調べたデータでも体重の急激な減少、カロリー制限は脂肪以外の組織の減少と関係するとなっています。

つまりダイエット、体重を落とすときはそれ以外の組織も落ちてしまうので、慎重におこなう必要があるのです※7。

またアメリカのテレビでその昔『The Biggest Looser』という短期間でダイエットを競う番組が放送されました。おもしろいことにその6年後に出場者を追跡調査したリサーチによると、16人の出場者はほとんど以前に近い状態まで体重が戻っており、体重が増えていなかったのは1人だけでした※8。

さらに恐ろしいことに、出場者の基礎代謝が大幅に以前より落ちており、6年後も戻っていませんでした。基礎代謝は寝ていても燃焼されるカロリーであり、これが低くなることは太りやすい体質になってしまうことです。

人によっては20パーセント以上の基礎代謝の低下が見られ、これは計算上2000キロカロリー食べて体重を維持していた人が、400キロカロリー余分に食事をカットしなければどんどん太ってしまう状態です。これはどんぶりで1杯分の白米に相当するカロリー数の基礎代謝なので、これを食事で調整するのはどれだけ大変かがわかると思います。

どれだけの期間、この基礎代謝が落ちた状態が続くかは定かではありませんが、6年後も戻らないことを考慮すると生涯に渡る可能性があります。

基礎代謝が長期間に渡って下がってしまう理由は筋肉の低下だけではなく[※9]、甲状腺ホルモンの変化とも言われています[※10]。

その他の急激なダイエット、体重減少の副作用は胆石で、コレステロール結晶がつくられていて胆石を引き起こしてしまいます[※11][※12]。急激なカロリーカットが長期的に続くほどリスクが高いとされています。わたしも患ったことはありませんが、胆石の痛さを考えるとできれば避けたいものです。

さらに甲状腺の問題から引き起こされる症状は、疲れる、髪の毛が抜ける、免疫力が弱まる、骨が弱くなる、空腹、イライラする、体温低下、筋肉痛、めまい、便秘、下痢、脱水症状……。簡単に思いつくだけでもこれだけの副作用があります。

とくに成長期の女性は、骨密度をしっかり蓄える、筋肉をしっかりつくる時期にダイエットをするとビタミン、ミネラル、基礎カロリーが不足して骨がもろくなってしまいます※13。

調子がいいから大丈夫というのは、危険がないわけではありません。〝今〟がよくても20年後、30年後に危険がきます。

すでにスリムなのに、もっとやせたいという患者さんもいます。そういう方にも減量は勧めません。体重は目安のひとつです。体重が重くても、その分筋力があれば問題ありません。体重はその程度で、体脂肪のほうが大事です。

蛇足ですが、体脂肪計で測れる数値も目安です。ほんとうに体脂肪を測ろうとすれば、特殊な機械を使って水の中に浸けたりするしかありません。一般的な体脂肪計で測る体脂肪率は水を飲んだり、お風呂に入ったり、食事をするだけでも変わります。

ですから、食事を変えて運動を始めて体型がよく変わってきた人なら、体脂肪に多少の増減があっても気にすることはないでしょう。毎日測れば平均がわかるので体脂肪の目安にはなりますが、体重ほど正確ではありません。

そもそもほとんどの人はやせたいというより、見た目にカッコよくなりたいのではないでしょうか？　それは体重を落とすだけでは解決できません。標準体型の人から「もっとやせたいです」と言われることもあります。その場合には、むしろ体重を増やしながら、トレーニングをしてもらいます。

怪我をすると運動ができなくなるので、食べる量が減ってしまいがちですが、患者さんには、怪我のときこそしっかりと食べてカラダをリカバリーさせるように助言します。

この場合のたんぱく質摂取量は最低でも通常の1・2倍です。たんぱく質は破れた紙を貼り付ける糊のようなもので、これなしでは筋肉、骨格系の損傷は回復しません。病院、医師、マッサージ、治療法など以前に、正しい食事なしでは決してカラダは回復しないのです。

もし筋肉、骨格系の怪我をしている人がダイエットを考えているのなら相当な肥満の人を除いて迷わずに止めます。怪我の治りも遅くなりますし、そもそも1ヵ月で2キログラム以上やせるような急激な減量は、どんな人にも勧めません。

先ほどのデータからもわかるように、昔、何回もダイエットに成功した人が太りやすくなった、リバウンドしやすくなったと感じるのは、気のせいや勘違いではありません。長期的に基礎代謝が下がってしまうので昔と同じ食事でも太ってしまうかもしれません、ほんとうにカラダが太りやすくなってしまうのです。

やせたければカロリーをカットするしかありません。食べた量よりも消費する量が多ければ必ずやせます。食べなければ誰でもやせます。

なんでも食べてやせられる方法はないし、食べる量の多い人が運動だけでやせることも難しいです。

どんなにトレーニングしても、短期間に急激なダイエットをすると必ず筋肉や骨などの大事な組織も落ちてしまっています。なぜなら1ヵ月、2ヵ月で脂肪だけを何十キログラムも落とせないからです。体重を減らす、やせることはとても難しい作業です。これをしっかり理解してください。

インターネットを検索すれば膨大なダイエットネタが出てきますし、雑誌、広告、テレビでもダイエット、やせるネタを見かけない日はないでしょう。ダイエット産業は巨大なマーケットです。アメリカでも毎年４５００万人がなんらかのダイエットをおこなうとされています※13。

考えてみればわかりますが、ダイエットにチャレンジした人が、無事にやせて維持したままなら、その人にダイエットは生涯必要ありません。ダイエットにチャレンジした人が全員、成功していたらダイエット市場そのものが世の中からなくなっているでしょう。

同じ人が何度もリバウンドを繰り返してリピートしてくれるかぎり、ダイエット産業は決してなくならないのです。ダイエットをする人はいつも新しいダイエットを探してチャレンジし、しない人は一生しません。

ダイエット産業やダイエット話は永遠に不滅で、誰もがやせたい、簡単にやせる方法に飛びつきます。なぜならそんな方法はないからです。

たしかに、３ヵ月で20キログラムやせた、見た目も筋肉隆々の見違えるような姿になった……というダイエットの成功例は世に溢れています。その人は体脂肪が減って、筋肉量が増えたのでしょう。しかし、問題は維持できないことです。5年後も元気にその体型を維持できているかが正しいダイエットのすべてだと言えます。

一度ダイエットに成功して体重を落とした人が現在の体重を維持できる確率はどれくらいでしょうか？

1年後に元の体重に戻っている人は全体の3分の1から3分の2です[※14][※15]。さらに5年後になると、ほとんどの人が元の体重に戻ってしまいます。しかもダイエットをおこなった人の3分の1は、ダイエット前よりも余計に太ってしまうという残酷なデータが出ています。

まとめるとダイエットに成功してもほとんどの人は5年後に元の体重に戻るどころか、3分の1は太ってしまうのです。

子ども、成長期の食事で将来の肥満は予測できるので、これらは子どものころの食生活から決まっているのです[※5]。

現在太っている人は、生活習慣、知識、睡眠、友人関係、会社、運動などのすべての環境からコントロールしなければ、理想の体型を維持し続けることなど決してできないのです。そしてもっとも大切な食べ方を身につけなければなりません。現実は厳しいですが、これがダイエットのカラクリであり、真実です[※16]。

26のダイエットに関するリサーチデータを分析した結果では、本書で書いたとおり「炭水化物を控えめ、ＧＩ値の低い食事、たんぱく質をしっかり摂る、質のよい脂質」がもっとも効果的で持続性がある体重コントロール方法であると結論づけられています[※16]。おそらく長期的に体重を落としてコントロールするのにもっとも適した方法はこの食事法と運動の併用でしょう。

世の中には無数の食事法があります。それらの正当性を示すしっかりとしたリサーチが出れば、医師会や国も自らの主張を変えるはずです。

時代に流されず、１枚のリサーチや「××で〇〇キログラムやせた！」「２ヵ月でウエストが〇センチメートル減少した！」などの個人的な体験談を鵜呑みにして、魔法の杖を求めるよりも、なぜ人は太るのか、何を食べるのが一生続く健康法なのかを見極めて、できる範囲から食生活を改善してください。

習慣を変えるのはとても大変な作業です。何よりも食生活は短期的ではなく一生を通じて気をつけるべきものです。

長期的に体重のコントロールをしたい方、病気などを患っている方はやせよう、ダイエットをしようではなく、今の食事が一生続けられるかどうかを考えながら少しずつ、前述したガイドラインから外れない食生活に変えていくことがポイントです。

体重の目安はBMIとウエストヒップの差

理想の体型は、医学的にはわかりやすいＢＭＩが指標とされます。あくまでも目安でボディビルダーやアスリートにはあまり使えませんが、一般の人であれば十分な目安になります。

大切なのは体重よりも体脂肪率であり、これをコンポジション（体組成）と言います。体重は脂肪、骨、筋肉、水分などのさまざま要因によって決まります。減量したければ、体脂肪を落としながらやせることが大切です。

医学的に標準の体脂肪率は、男性で15パーセント〜20パーセント、女性で18パーセント〜30パーセントですが、これはあまり見た目にカッコいい体型にはならず、読者の方にはできるだけ、男性は11パーセント〜14パーセント、女性は16パーセント〜23パーセントをめざしていただきたいと思います。

体脂肪は減りすぎても危険で、男性は5パーセント以下、女性は15パーセント以下にならないよう、注意してください。

体脂肪5パーセント以下で大会に出場するボディビルダーの方もいますが、あくまでも試合用のカラダです。つねにそのような状態で生活しているわけではありません。彼らは試合の当日に合わせてベストのコンディションをつくり上げるアスリートであることを忘れてはいけません。

もうひとつ体型の簡単な目安になるのが、ウエストとヒップの差です。このヒップとは「股関節」のことであり、日本で一般的に思われるお尻の意味ではありません。

つまりウエストのへその部分（胴まわり）の長さを、骨盤のもっとも大きい位置の長さで割ったときにどれくらいの差があるか（ウエストヒップ率）が、健康状態を知るうえで大切な指標になります。WHOによると、ウエストヒップ率の健康的な数値は以下のとおりです※1。

男性で0・9以下
女性で0・85以下

「ベルトの穴は変わらないから太っていない」と、ズボンの上にお腹が乗っている方もいるかもしれませんが、これがもっとも危険な太り方と言われています。ウエストとヒップの差が大きくなると心臓病、糖尿病などのリスクが高くなります※2※3※4。

1万5000人を対象にしたリサーチでも、正常なBMIの範囲内でも、このウエスト、ヒップの差に問題が

ウエストヒップ率による心臓病・糖尿病リスク

女性 0.8以下	**低い**	男性 0.95以下
女性 0.81〜0.85	**中程度**	男性 0.96〜1
女性 0.86以上	**高い**	男性 1以上

あると早死にすることがわかっています。

とくに男性ではこの傾向が強く、正常なBMIをもつ男性同士でヒップとウエストの差に問題があるグループとないグループを比べた際に、寿命に大きな差が出ることがわかっています。

50歳でBMIは正常でこの差に問題がある男性の場合、BMIが高い、いわゆる肥満でこのウエストとヒップの差に問題がない人と比べて、10年以内の死亡率は倍になります。

なぜ脂肪のつく場所によってそれほど寿命に差が出るのかと不思議な感じもしますが、現在のところ、お腹につく脂肪はカラダに不必要な炎症を起こし、血管、心臓などをはじめとした臓器に大きな負担をかけると考えられています。

誰でも簡単に測定可能なので、ぜひ試してみてください。

カフェイン、エナジードリンクは摂取してもよいか

エナジー系のドリンクは砂糖とカフェインを摂っていると思ってかまいません。

インと名のつくものはコカインの仲間です。カフェインは目が覚める、やる気になるといった効果のある世界中でもっとも使われている合法的な薬物のひとつです。エナジードリンク、コーヒー、チョコレート……。さまざまなものに含まれています。もちろん少ないですが中毒性もあります。

薬物と聞くと驚かれるかもしれませんが、タバコ、アルコールはもちろん薬物ですし、1900年代初頭のコカインが合法であった時代はこれが歯磨き粉や炭酸飲料水に使われていました。タバコも未来は非合法に認定されるかもしれませんし、カリフォルニア州やコロラド州のように日本でもマリファナが合法になるかもしれません。あくまでも薬物は国が認めるから安全というものではなく、自分で理解してコントロールすることが大切です。

さてカフェインですが、1日400ミリグラムまでが上限です※1。これは個人差がありますが1日にコーヒー4カップまでと思えばわかりやすいと思います。

女性でよく診るのが、ほとんど食事を摂らず、コーヒーばかり飲んでデスクワークをしている患者さんです。カフェインの力を借りて生活している典型例です。栄養状態が悪く、かなりのやせ型です。とにかく食事を変えてくださいと伝えます。カロリー摂取は低いので確かに太りはしませんが、健康的ではありません。

カフェインには依存性があり、交感神経を過緊張にさせるため、一時的にシャッキリする効果ははっきりあるものの、頭痛になったり、眠れなかったり、脈拍が上がったり、だるくなったりします。カフェインが抜けるときには眠くなったり、疲れたり、必ずしっぺ返しがあります。

わたしはエナジードリンクや炭酸飲料水、スポーツドリンクもほとんど飲まないので、口にする飲みものは水とコーヒー（15時まで）ばかりです。水は1リットルのペットボトルが各部屋にあって、常時飲みます。喉が渇いてから水を飲むのでは遅いのです。1日1リットル〜2リットルは飲みます。

アルコールは少量でもカラダに毒

アルコールは分解されるとき、肝臓に負担がかかります。たんぱく質の合成も阻害され、脱水症状を起こします。長期的に乱用すると爪がボロボロになり、髪もぱさぱさになります。

中毒性も高く、長期的にアルコール量が多い人は、手足がしびれたり、感覚がなくなったり、神経症状が顕著になります。アルコールの弊害は無数に挙げられます。

アルコールの害について簡単なところから説明すると、軽く数えて60超の病気と直接関係しています※1。60以上の病気なので、思いつくような症状はすべて関連していると考えて大丈夫です。脳血管障害、糖尿病、がん、心臓病、もちろん肝臓疾患も含まれます。残念なことに毎日飲まなくても時々の飲みすぎも病気に直接関係しています※2 ※3。

飲む量は大いに関係があり、乳がんの確率に関しては1日10グラムでリスクは9パーセントの上昇ですが、1日30グラム～60グラムになると確率は41パー

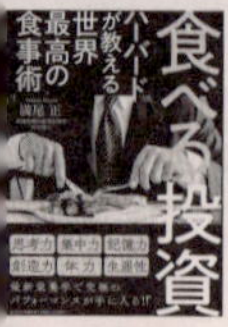

食べる投資

満尾 正／著

最新の栄養学に基づく食事で、ストレスに負けない精神力、冴えわたる思考力、不調、痛み、病気と無縁の健康な体という最高のリターンを得る方法。ハーバードで栄養学を研究し、日本初のアンチエイジング専門クリニックを開設した医師が送る食事術。

◆対象：日々の生活や仕事のパフォーマンスを上げたい人

ISBN978-4-86643-062-1　四六判・並製本・200頁　本体1350円＋税

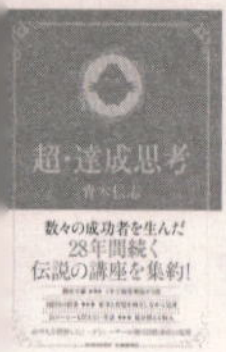

超・達成思考

青木仁志／著

成功者が続出！ 倒産寸前から一年で経常利益が5倍に。一億円の借金を、家事と育児を両立しながら完済。これまで40万人を研修してきたトップトレーナーによる、28年間続く日本一の目標達成講座のエッセンスを大公開。

◆対象：仕事、人間関係、お金など悩みがあり、人生をより良くしたい人

ISBN978-4-86643-063-8　四六判・並製本・168頁　本体1350円＋税

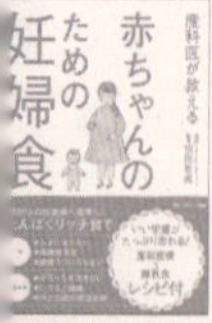

産科医が教える
赤ちゃんのための妊婦食

宗田哲男／著

妊娠準備期から妊娠期、産後、育児期の正しい栄養がわかる一冊。命の誕生のとき、人間の体にとって本当に必要な栄養とは何か？　科学的な根拠を元に、世界で初めて「胎児のエネルギーはケトン体」ということを発見した、産科医が教える。

◆対象：妊娠中の人、妊娠を考えている人

ISBN978-4-86643-064-5　A5判・並製本・312頁　本体1600円＋税

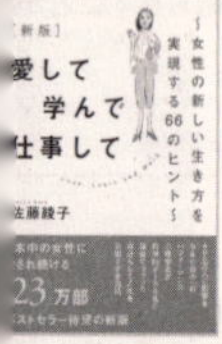

新版　愛して学んで仕事して
～女性の新しい生き方を実現する66のヒント～

佐藤綾子／著

400万人に影響を与えた日本一のパフォーマンス心理学者が科学的データを基に渾身でつづった、自分らしく人生を充実させる66の方法。

◆対象：生活・仕事をもっと効率化したい人

ISBN978-4-86643-058-4　四六判・並製本・224頁　本体1,300円＋税

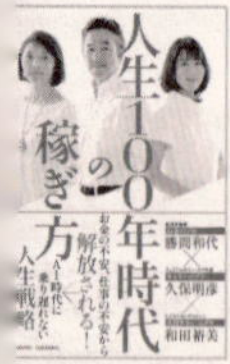

人生100年時代の稼ぎ方

勝間和代、久保明彦、和田裕美／著

人生100年時代の中で、力強く稼ぎ続けるために必要な知識と概念、思考について、３人の稼ぐプロフェッショナルが語る一冊。お金と仕事の不安から無縁になる、時代に負けずに稼ぎ続けるための人生戦略がわかります。

◆対象：仕事・お金・老後に不安がある人、よりよい働き方を模索する人

ISBN978-4-86643-050-8　四六判・並製本・204頁　本体1,350円＋税

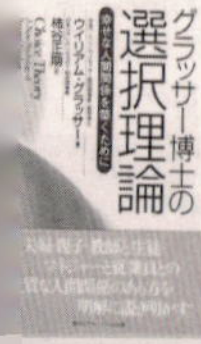

グラッサー博士の選択理論　**全米ベストセラー！**

～幸せな人間関係を築くために～

ウイリアム・グラッサー／著
柿谷正期／訳

「すべての感情と行動は自らが選び取っている！」
人間関係のメカニズムを解明し、上質な人生を築くためのナビゲーター。

◆対象：良質な人間関係を構築し、人生を前向きに生きていきたい人

ISBN978-4-902222-03-6　四六判・上製本・578頁　本体3,800円＋税

セント上がると報告されています[※4]。

10グラムは360ミリリットルの缶ビール1本、ワイン100ミリリットル程度と考えてください。ひと昔前は適度のアルコールが心臓病を予防するなどと言われた時代がありましたが、残念ながら最近の研究ではアルコールは適量であってもカラダの害であることがわかっています。赤ワインにいくらポリフェノールが豊富でも、アルコール自体がカラダを害してしまいます[※5]。

またカラダの回復の源とも言えるたんぱく質の合成を15パーセント～20パーセントも阻害してしまうことも知られており、回復を妨げる、筋トレなどのトレーニング効果を阻害してしまう物質なのです[※6]。アルコールは減らせば減らすほどカラダにいいのです。

もちろん、人生の目的は長生きではないと思いますので、自己責任で楽しむ余地はあるでしょう。「健康のために飲む」と考えている方もいるかもしれませんが、アルコールにはそんな効果はまったくありません。

安全と言われるアルコール量は個人差がありますし、国、団体のガイドラインによっても異なります。

日本では厚生労働省が1日平均20グラム（ビール中瓶1本、ワイングラス1・5杯、日本酒1合程度）以下と定めており、女性はそれよりも少なくなっています※7。

アメリカ疾病予防管理センター（CDC：Centers for Disease Control and Prevention）によると、男性は1日2杯、女性は1杯程度で、この基準はビール360ミリリットル、ワイン150ミリリットル程度です※8。

お酒を飲むと顔が赤くなる人は日本、韓国、中国の東アジアの人種の3分の1にだけ存在し、日本人では約半数に存在します。アメリカでは「Asian flush」と言われ、アメリカに引っ越したばかりのころに、そもそもお酒を飲んで顔が赤くなる人がほかの人種にいないことを知ったときには相当驚いたのをおぼえています。

同じ大学のパーティーにいたアジア人の友人の顔がお酒を飲んで赤くなったのを見て、周りにアジア人がほとんど皆無の田舎から出てきたアメリカ人が大変なアレルギー症状を引き起こしたと本気で心配し始め、パーティーは大混乱となりました。

アルコールは2段階に分けてアセトアルデヒド、酢酸の順に分解されますが、飲酒で顔が赤くなる人は、アセトアルデヒドを酢酸に分解する酵素が弱いか、存在しないかのどちらかなので、物理的にアルコールに対する害を受けやすくなります[※9]。

「お酒が強い」とは、アルコール分解能力ではなく、アセトアルデヒドを分解する能力のことを指すのです。遺伝子レベルで決まっているので、飲酒の限度には相当な個人差があります。

食道がんのリスクがお酒で高くなるというのは有名な話ですが、この酵素の有無と胃がん、食道がんの関係もわかっているので、これらのグループはより頻繁にアルコールに関係するがん検診を受けるべきと言われます[※10][※11]。明らかにお酒を飲む人全員にがんリスクが平等にあるわけではありません。

日本人の約半数が遺伝子レベルでアセトアルデヒドを分解できない事実を考えると、日本の飲酒ガイドラインが、アメリカと同じ水準なのは高すぎると感じます。

アセトアルデヒドを分解する酵素であるアルデヒドデヒドロゲナーゼ2（ALDH2）については日本の大学などでも盛んに研究されていますし、わたしの育った三重県はもっともこの酵素をもつ人の割合が少なく、日本一お酒を飲める人が少ない県だという話もよく耳にします。

お酒が弱いと聞くと、なんとも劣性遺伝子の持ち主のような気がするかもしれませんが、じつはアセトアルデヒドをカラダに蓄積してしまう人は、アルコール依存症になりにくいことがわかっています[※11]。劣性というより、むしろ優性かもしれません。東アジアのみで変異した世界規模でも数少ない遺伝子の持ち主なのですから。

また、アルコール（エタノール）をアセトアルデヒドに分解する酵素もアジア人は優位にもっています[※11]。

アルコールよりアセトアルデヒドが人体に有毒なのです。体内で吸収されたアルコールをすばやくアセトアルデヒドに変えてしまい、そのアセトアルデヒドによる不愉快な状態が長く続く状態が2日酔いです。人によっては飲み始めてすぐに頭痛、気持ち悪さなどを訴えます。飲酒による高揚感を得るよりも、2日酔いの嫌な症状が多く出るので依存症になりにくいのは納得です。

人類の歴史のなかでアルコールは1万年以上も前からあると言われており、十分な健康被害をもたらしたことは明らかです。

そのなかで遺伝子が本人のカラダだけではなく、子孫を守るために変化してお酒を飲めない、中毒になりにくい状態に変化したと考えると、なんとも納得がいきます。お酒が苦手な方はまったく飲む必要などないのです。

とにかく、私たち日本人をはじめとした東アジアの人はアルコールに対しての害がその他の国の人と比べて顕著であることは明らかです。一人ひとりが自分の安全な量を知り、ガイドライン以下の摂取量で楽しめばよいでしょう。

コンプレッションウェアは有効か？

新陳代謝といったときに「代謝が～」「老廃物が～」と言われますが、カラダの再生を早めるためには血液循環をよくするしかありません。カラダを治すのは血液しかないのです。

その補助として「コンプレッションウェアを着れば、劇的に血液循環がよくなる！」とは考えにくいですが、マラソン選手が走り込んだあとにプールを歩くのも、水の圧力で血液循環をよくする狙いがあり、コンプレッションウェアと原理は同じです。

コンプレッションウェアを着ることで筋肉痛になりにくいなどのデータもありますが、感覚的な感想も多く、しっかりとしたエビデンスが出るまでにはもう少し時間がかかるでしょう。医学的に勧められるかといえば「わかりません」というのが正直な答えになります。

オリンピックアスリート、トップアスリートが使っていると聞くと、効果があるような気がしますが、これも定かではありません。

「使っている」と「効果がある」は別の話だからです。また彼らは少しでも回復を早めてトレーニングに戻りたいと考える人たちで、なんでも新しいものを試す傾向があることは確かです。仮に回復効果がわずか０・０５パーセントの上昇でもおそらく使用するでしょう。

仕事なので当然ですが、これらが一般の方にどれだけの価値を出すかもまた気になるところです。

さらにトップのアスリートにはスポンサーがつきますし、データ集めや宣伝のためにもさまざまな新しい商品が届けられます。商品マーケティングとしては当然のことなのですが、特定のトップアスリートに使われていることにどのような意味があるのかをよく考えてみてもいいかもしれません。

ただ、試してみてマイナス効果をおよぼすことはないでしょうから、調子がよくなれば続ければよいですし、自己責任で使用すればよいでしょう。

またリカバリー方法としてマッサージを好む方もいるでしょう。リラックス効果が高いので交感神経緊張型で眠れない人には気分がよくなりますし、痛みがその場で軽減します。副作用も無理しなければありません。

ただ、岩盤浴、マッサージなどの受動的なものはどれだけ繰り返しても回復力は上がりません。

わたしの治療も同じです。関節の動きを正常に戻す、血液循環をよくするなど、自己治癒を促進し、回復しやすい状態をつくり、回復の邪魔をせずに発揮させる処置をするだけで、治すことはできません。毎日来ていただいても、患者さんをラクにすることはできても、元気にすることはできません。

「自然治癒力を発揮する」というのは聞こえのいい言葉ですが、1週間に1度マッサージを受ける、カイロプラクティックを受けるのは自然治癒力を発揮させることでもなんでもありません。健康的なものを食べる、睡眠をしっかりとるほうが、カラダはよほど元気になります。真の回復には必ず本人のアクティブな活動が必要なのです。

また「無料だから」「安いから」で、さまざまな健康法や民間医療を試すのも自由ですが、人がカラダに手を触れる行為はつねに回復を妨げるリスクを伴います。医療も治療も「ゼロかプラスか」より「マイナスかプラスか」の２択が一般的です。効かない薬を飲んだのなら副作用の分だけカラダは害を受けます。回復の妨げをなくすことが重要です。

疲労回復ドリンク、サプリメントは有効か？

ビタミンやミネラルは三大栄養素をエネルギーに転換する補助になります。ビタミン不足は疲れの原因にもなります。疲労回復を謳うドリンクにはそれらしいエビデンスが付けられていますが、１つのエビデンスはいかようにも自分たちのサービス・商品に益するように利用できてしまいます。

また効果があったとしても、飲んでも飲まなくてもあまり変わらないような、ほんとうに微々たるものだったりします。

一般に医師が見て、どのくらい信頼するところに載ったのか、メディカルジャーナルとして認められているかどうかが信ぴょう性につながりますし、そのエビデンスを肯定する別のエビデンスもあれば、否定するエビデンスがある場合もあります。それらを見て、総合的に判断すべきです。

また、医学の公用語が英語のため、英語になっていないエビデンスは信頼性を疑ったほうがよいかもしれません。

もっとも簡単に知る方法は医師や研究者の方に聞いてみることでしょう。その方に海外経験があり、さらに研究などに携わっていれば、どの程度の信ぴょう性があるのかを教えてくれるでしょう。

疲労回復や栄養ドリンクの成分表示を見てみてください。カフェインがたくさん含まれているはずです。多量のカフェインが含まれていれば、直後効果は抜群です。間違いなくシャキリします。疲労感も軽減します。ただ、それならコーヒーを飲んでも同じ効果がありますし、砂糖のカロリーやそのほかの素人にはわからない成分を体内に入れなくて済みます。

カフェインはリバウンド現象が起きるので、その高揚感は長続きせず、効果が切れるとその分の負荷が一気にかかります。高揚感はあっても疲労は回復しないのです。カフェインはレース中の疲れた競走馬に鞭を入れる感覚と言ったらわかりやすいと思います。決して悪いことではなく、きわめて有効なのですが、それだけには頼れないのです。

また、こうした食品にはビタミンＢも多く含まれています。実際にビタミンＢ12は貧血患者に処方される栄養素ですし、妊婦の方もビタミンＢ２を摂ってもらいます。たしかにビタミンＢ不足だと疲れやすくなります。

そうした特殊な例を除けば、まずはたんぱく質を体重（キログラム）と同じグラム数摂ることを心がける。水を２リットル飲むことから始めるべきです。

栄養ドリンクや補助食品は、しっかりとした睡眠、食事、トレーニング生活を確立したあとに選ぶべきものです。野菜やフルーツもしっかり食べて、余裕があれば摂りましょう。

アメリカでは食事をせずにサプリメントだけで生活している人もいます。しかし、必要な栄養素を補えていれば食事は必要ないという考えに、わたしは懐疑的です。お酒だけで生きている人もいますし、好きなものをなんでも食べて生きている人もいます。生きることだけがゴールならそんなに難しいことではありません。死んでいなければ生きていますから。

大事なことは10年後、20年後に今の生活を続けるとどうなるかです。「今問題がない、死んでいない、○○さんが元気だから」で現在の生活を続ける理由になるかどうかを考えることも大切です。

しっかりとした食事をせずにサプリメントに頼っている人は、ガソリンが入っていない車のエンジンオイルを一生懸命新しく取り替えているようなものです。走るためにはエンジンオイルは欠かせませんが、それだけではパワーを出せません。

野菜やフルーツにはビタミンだけではなく、書き切れないほどの成分が含まれています。できるだけ色々な食材を食べることで、この見えない成分を拾い、健康の保険を掛けましょう。ドクター仲間もサプリメントだけで食事を済ませている人はいません。もしサプリメントで栄養素が完璧に担保されるというエビデンスがあれば、病院食はすべてサプリメントになっているはずです。

結局、食事は食事でしか補えず、栄養を摂る方法として食事に勝るものはないのではないかと思っています。

わたしもワークアウトの直後はプロテインを飲んで炭水化物も摂取します。それは食事代わりではなく、カラダのためにしている自己管理です。トレーニング後のたんぱく質、炭水化物の摂取がカラダの回復を助けるからです。ただし、トレーニング後45分以内というデータがあれば、1時間を過ぎても問題なしというデータも存在します。また1日の総合摂取量が達していれば大差はないという話すら存在します。

トレーニング直後に摂取することが苦痛ではないので、わたしはそのような生活ですが、データを参考に自分の使いやすいように利用していくよい例だと言えます。

皆さんも自分の納得のいくように生活習慣を組まれたらいいと思います。ある程度の原理原則が守られていればそんなに神経質になることはありません。

また、チョコレートをサプリメントのように、脳が疲れたときの糖分補給として食べている人もいます。私たちはグルコース（ブドウ糖）をエネルギー（ATP）に転換することで活動していますから、疲れたら甘いものが食べたくなるのは当然です。低下したグルコースを上げるようにホルモンが分泌され、それに脳が刺激されて甘いものが欲しくなります。空腹も同じ原理です。

とはいえ、ケーキやクッキーは推奨しません。簡単に分解される糖質だからです。血糖値が一気に跳ね上がります。そして急上昇した血糖値はインスリンを大量に分泌させて急激に血糖値が下がり、元気になるどころか疲れて眠くなってしまいます。脳はグルコースで活動するので一気に起こる血糖値の低下は脳の働きを落としてしまうのです。

驚かれる人も多いのですが、間食はしたほうがいいのです。空腹になる前に、ナッツでも野菜スティック（甘くないピーナッツバターで）でも口にして血糖値コントロールをしましょう。ゆで卵もよいでしょう。できるだけ自然な食品が理想です。

間食の量は全体の摂取カロリーから調整します。４時間おきを目安に食べるとよいでしょう。

わたしは朝のワークアウト直後にプロテインシェイク、８時すぎに朝食、12時から13時のあいだに大盛りのチキンサラダを食べます。17時にセロリ、ニンジンスティック、ナッツ、プロテインバーなどを軽く食べます。２００キロカロリーくらいまでです。夕食は20時半くらいに食べて就寝です。

ですから、わたしはプロテインシェイクを入れての基本１日５食の生活です。夕方のワークアウト時はその直後にプロテインシェイクが移動します。

週に３日間の休日は、夕食が19時くらいにシフトするのでスナックと昼食の間が狭くなったりしますが、基本的には同じ食生活です。

夜遅くに食べてはいけない、寝る前に食べてはいけない、一度にたくさん食べると太るというのはほんとうですが、それよりもしっかり食べて栄養を摂れることのほうが大切です。

最後にナチュラルなカイロプラクターらしい話も付け加えておきますが、ここからは個人的な見解が大きいのでご了承ください。
腸内フローラという言葉を聞いたことがあるでしょう。人間の体内はナチュラルな環境が組成されていて、これを守るためには、できるだけ自然な食品・素材を選ぶことが大切だと考えています。

色々とエビデンスをもとに食事や病気の話をしてきましたが、この人間に本来備わる環境を壊してしまう食品が世の中にはたくさん存在するのでいかにそれらを排除して、正しく食べるかを意識できるかだと思っています。
たとえば抗生物質やホルモン剤などを大量に投与された肉などがどの程度健康に影響を与えるのかはいまだはっきりとしていません。もっと研究されるべき重要なテーマです。

牛に与えられた抗生物質が人間の体内に入り、またそれが河川に流れて地球規模の環境問題につながるなど、世界規模ではさまざまな変化が起こっていることは確かです。

そういった意味では、ウイルス性の疾患である、風邪、インフルエンザなどにいまだ処方されるまったく無駄な抗生物質（細菌感染に対してはすばらしい効果を発揮します）なども人類の健康だけではなく地球環境規模で考えなければならない問題と言えるでしょう。

この当たり前の事実はアメリカ疾病予防管理センターのサイトや医師会、団体などさまざまなデータによって裏づけされている医学の常識ですが、いまだに乱用されているのです※1。これは決して現場の医師だけの責任とは思えません。一人ひとりがもっとカラダに対する知識を深め、少しリサーチをすればわかる話なのですから。

人間のカラダは細菌の塊のようなもので、これと共存しています。できるだけ自然、天然な食材で無駄に薬などをカラダに入れないことは、長期的に見て重要な健康管理だと思い、わたしも実行しています。薬を飲むのも飲まないのも、拒むのも本人に与えられた自由な権利ですし、薬も医療も基本的には「ゼロかプラスか」ではなく、「プラスかマイナスか」だからです。

睡眠時間も同様ですが、どれだけがんばっても太陽の光を浴びて体内時計のリセットが必要ですし、夜に寝て朝起きる生活を逸脱することはできません。また食事も結局精製されていない炭水化物、つまりはできるだけ土から採れたままの形の食材が理想的ですし、ビタミン剤も本物の野菜には勝てません。医学を知れば知るほど結局のところこのナチュラルな生活に戻っていくのが興味深いところです。

わたしは人を健康にすることを生業とする家に生まれ育ったため、幼少のころからオーガニック食材のみで育ち、いまだほとんど薬は飲んだことがありません。野菜は虫食い野菜しか見たことがない環境で育ち、母親がスーパーで野菜を買う姿を目にしたことはありませんでした。米も野菜も農家直送で月に何回か生産されたものが家に届けられるのが当たり前だったのです。

また実家にも菜園があり、夏のあいだなどはそこで採れた完全無農薬の野菜が食卓に並んでいました。鶏肉や卵も同様で農家直送なので汚い話ですが、家の卵には鶏のフンがついていたほどです。祖母が家で味噌や梅干しをつくるのが恒例で、アイスクリームなどのおやつも家で手づくりがほとんどでした。

さいわい妻の協力もあり、現在も似たような生活ですが、このあたりはリサーチデータというよりはわたしの生き方、感覚的なお話です。インターネットからもさまざまな情報が手に入るので、この話は参考程度にしていただければと思います。

アメリカまで渡って医学を学んだわけですが、最近では結局のところ、理想的な食事とはこのようなものかもしれないと思っています。

ニューヨークのような大都会でも徐々にこの土地で採れた野菜、オーガニック、地球環境を意識した生活を求めるコミュニティが多くなってきているので、20年くらい経つといまのような話が現代医学の食事の常識になっていても驚きません。

運動は欠かせない健康習慣

これまで述べてきたとおり、1日8時間は睡眠時間が欲しいところです。同様に、1日30分~1時間の運動は最低限必要です。

フル回復しても、カラダのキャパシティが小さければすぐに疲れてしまいます。運動によって機能運動性を高めれば、疲れないカラダになります。

カラダのキャパシティをコップに例えるとわかりやすくなります。小さな

どんなに回復しても器が小さければ、早く消耗する。
器そのものを大きくする機能運動性を高める運動は必須。

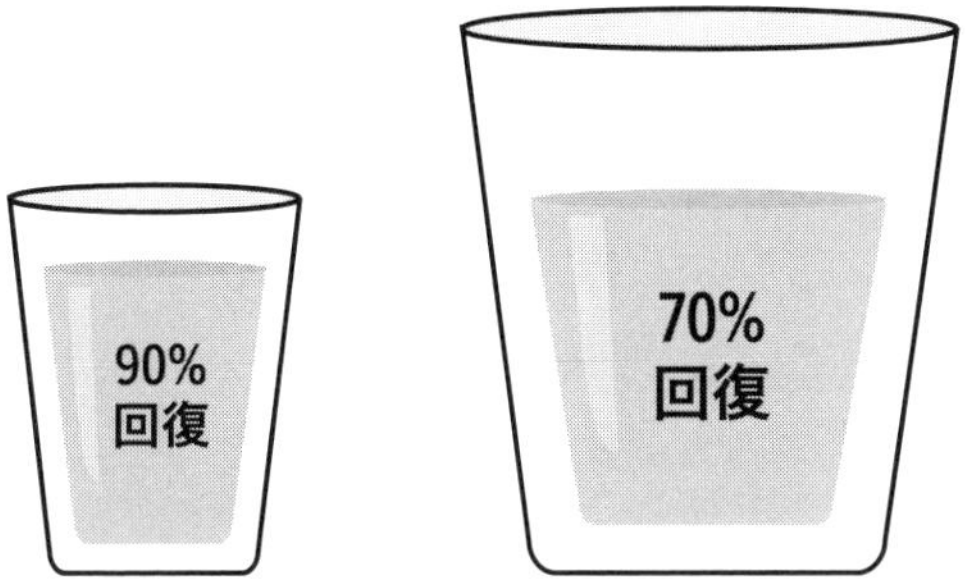

コップだと苦労して水を溜めても、わずかな減りですぐに使い切ってしまいます。大きいコップなら同じ量を使っても余裕があります。

サプリメント、マッサージ、瞑想、巻くだけで鍛えられたり矯正されるトレーニング器具……。

カラダの調整やトレーニングにつながるようなツールは数多く世に出ていますが、受動的なものはすべて、それだけで必要な運動量の代替にはなりません。

朝、昼、夜のどこかでトレーニングして、機能運動性を高めなければなりません。どんなに運動嫌いな人でも交渉の余地なしです。運動の効果に匹敵する方法は運動以外には存在しないのです。
「これさえすれば回復する！」という原則は「睡眠」「食事」「運動」だけです。それらは誰も代わりにおこなってくれません。自分で日々積み重ねるしかないものです。

アスリートもこの3つを駆使して疲労回復に努めています。睡眠は取れば取るほどよいわけではなく、その人に適正な時間がありますが、トップレベルの選手はかなり寝ていますし、栄養バランスのある食事をもちろん心がけています。睡眠不足で栄養のない食事をしていたら、カラダはボロボロになってパワーも出なくなってしまいます。回復に努めているカラダを無理に引き止めて、回復させないように妨げている状態です。いつまで経っても全回復できないのは当然です。

アスリートは競技の技術的な練習以外にもウエイトトレーニングや有酸素運動をしています。野球選手も野球の練習だけをするわけではありません。サッカー選手もウエイトトレーニングや走り込みをおこないます。

これは本来もっているカラダのキャパシティ（機能運動性）を高めるためです。スポーツに特化した練習とそれ以外の２つのトレーニングが必要なのです。

カラダのキャパシティと回復には密接な関係があります。私たちはカラダのキャパシティ以上には動けません。キャパシティの上限は年齢と過去の運動量により決まります。いくら回復力を高めても、カラダのキャパシティ以上には回復できません。睡眠をしっかり取って、食生活に気をつけていても、運動不足ではすぐに疲れてしまうのです。

「器」のサイズが小さければ、どれだけ回復に努めてもそれ以上には元気にならないのです。睡眠と食事で今日現在の最高に近い状態まで回復ができたら、次は器を運動で大きくするのが、長期的な回復方法です。

睡眠、食事は、この運動をしてカラダのキャパシティを上げる、トレーニングに持ち込むための土台と考えてもよいくらいです。

痛みや症状がある方は残念ながらこれには当てはまらないので前著を参考に

してください。

エネルギッシュに活動するのは、メンタルの影響が大いにあります。物事に積極的だから、ますます元気になろうと追求します。ただ、カラダを元気にすれば、メンタルもついてきます。

「鶏が先か、卵が先か」の話になってしまいますが、とにかく運動をすればメンタルもカラダも元気になることは確かです。

運動は思いつくほとんどすべての病気に対して有効です。糖尿病や高血圧は当然ですが、うつ病やアルツハイマーですら有効とされています。

タバコ、お酒、睡眠不足とまったく逆の作用がある（これらは思いつくほとんどすべての病気の原因になります）すぐれものです。どれだけの人が病院で「運動不足が原因です」と言われているか考えてみてください。

それに対して「病院では何もしてくれなかった」と不満に思う人もいるかもしれません。当然で、医師は患者さんの代わりに運動することはできないのです。

運動の習慣をいかに身につけるのか

腰痛、首痛、肩こり……。さまざまな痛みを抱えて医院に訪れる人たちは、基本的に疲れていて、日常生活でなんらかの不調を感じています。

痛みがなくなるだけでも元気になるので、睡眠、運動、食事どこかの突破口からアプローチして生活が変わっていくと、どんどん元気になっていきます。

銀行にお勤めのある男性患者さんは、1年前に来院されました。ひどい肩こりと頭痛で眠れない日々を送っていました。まだ35歳という若さだったので、診断してアドバイスをすると、仕事が忙しくて休日も2人のお子さんとの時間を確保するだけで精一杯で、運動なんてできないとしきりに話していました。睡眠時間も足りていませんでした。

施術によって首がラクになると、少し元気を取り戻しました。最初は自宅でできる呼吸法を教えました。それから週1回の来院のたびに、付録にあるマイクロブレイクやダンベルを使わないトレーニングをお伝えして、1日5分でできる運動を少しずつ取り入れてもらいました。

背中の安定感が増してくると、首も安定するので痛みも軽くなっていきます。効果が実感できるのでさらに意欲的にトレーニングに取り組むというよいサイクルが回っていきました。

1ヵ月で症状が落ち着き、2週間に1回、3週間に1回と、来院頻度も減っていきました。いまでも仕事でカラダを酷使したメンテナンスとして治療に来てくださいます。


ある診療日に「今度ハーフマラソンを走ります」と突然言われ、驚きました。一般的なデスクワーク向けに組んであったトレーニングをランナー用の機能運動性トレーニングに切り替えました。ランニングの怪我を予防するためです。ランニングも「スポーツに特化した運動」（走ること）と「機能運動性トレーニング」（それ以外の運動）の2つが必要だからです。

ランニングのトレーニングに関しても、多少怠ったこともありましたが、12週間のプランを練習し、無事に2時間ほどでハーフマラソンを完走されました。いままでまったく運動の習慣がなかった人もトレーニングの価値に気づくと、生活がまったく変わります。

またその数週間後には今年中にハーフマラソンを含む、３つの別のランニングレースに申し込まれたと、うれしそうに報告してもらいました。自分を追い込みながら強制的に運動するすべを身につけられたようです。サボりにくい状況をつくるのも、できるビジネスパーソンの実力と言えます。

カラダのキャパシティを上げるためには

長く（long）、重く（heavy）、激しい（hard）どれかの負荷がカラダのキャパシティを高める作戦です。カラダはすぐにサボるので、長さはどんどん長く、重さどんどん重く、激しさはどんどん激しくしていかなければ、キャパシティは上がっていきません。

毎日同じペースで、20分歩くことが運動であればその能力を維持することはできますが、それ以上にカラダをトレーニングすることはできないでしょう。毎日のスクワット、腕立ても同様です。カラダはつねに変化と新しい刺激で成長するのです。

短い時間でのインターバルトレーニング（10点満点の強度で8点〜9点の運動を休みながら続ける）などは運動に時間を割くことができない忙しい人にも効率のよい運動で、短い時間であってもトレーニングの効果をあげることができます。また色々な運動パターンを組み合わせることもできるのでお勧めします。

トレーニングプログラムは大きく2つです。1つは有酸素運動です。歩く、走る、バイク、水泳、エレプティカルなど、なんでもかまいません。インターバルトレーニングもこの項目に入ります。

有酸素運動で負荷を上げるためには長くするか、激しくするかのどちらかです。激しく長くはダメージも大きいので控えてください。最低でもこなしてほしいガイドラインは206ページのとおりで、週3回〜5回です。

インターバルトレーニングをおこなうのであれば、カラダへの負荷が高いので週に2回を目安にします。まずは週1回からスタートしましょう。そのほかに負荷の少ない有酸素運動をおこなって、週3回〜5回は運動します。カラダが回復する前にトレーニングをおこなうと怪我につながるのでくれぐれも気をつけてください。運動不足の人ほど、「自分が運動をしすぎているはずはない」と無理をして怪我につながるケースが多いので、とくに注意が必要です。

有酸素運動の狙いは心肺機能のトレーニング、体重コントロール、血糖値を下げることです。簡単に言ってしまえば長く歩く、仕事をする、生活しても疲れない、生きるためのファンデーションをつくる運動です。

もうひとつが機能運動性を高めるトレーニングで、ストレングストレーニングとも呼ばれます。筋トレとは言いたくありません。筋肉のトレーニングではなく動きのトレーニングをしているからです。負荷をかけても正しい動きができるようにすることで、神経の使い方、脳も鍛えています。

単純に安全な姿勢で重い荷物を扱えるほどカラダは強いと言えます。強いほうが壊れにくいのは当然で、弱いものから故障につながります。もちろんカラダが大きい人のほうが重いバーベルを上げられますが、それは関係ありません。自分の体重に対してどれくらいの重さを持ってトレーニングできるかを基準にすればいいのです。

体重62キログラムのわたしと、100キログラムの人のトレーニングを単純に重さで競うことはできません。格闘技などが体重別で階級が分かれているのもこの理由からで、カラダが大きいほうが有利に決まっているからです。

トレーニングは自分の体重、体型に合わせて無理せずに始めてください。体重の4分の1、8分の1などの目安は、スクワット初級の方に処方する重さです。

わたしはジムに行ってもマシンは使いません。使うのは懸垂のバーくらいのもので、あとはバーベル、ダンベル、ケトルベルのトレーニングばかりです。

機械の中で強いカラダは機械の中でしか発揮できません。機械のトレーニングはパーツごとに筋肉を大きくするボディビルダーには向いています。これをアイソレーションと呼びますが、特定の筋肉に負荷をかけて刺激をすることができるので狙った筋肉のトレーニングが可能なのです。

逆に強さを出す、疲れにくさやスポーツを楽しむカラダをつくるためには、できるかぎりマシンを避けておこなうことが大切です。

最初は週1回でもかまいませんが、週に2回～3回を目安におこないます。ランニングやバイクなどの有酸素運動をおこなうためにジムへ行っても、同時にストレングストレーニングもしている人は非常に少ないように思います。

これは骨粗しょう症や寝たきりの予防に直結するとても大切な運動のもう1本の柱です。有酸素運動（インターバルトレーニングなど）とストレングストレーニングの2種類を併用しなければ、運動からの恩恵を十二分に享受できません。週末のランニングだけでは、カラダのポテンシャルを十分に発揮させることはできないのです。

運動が健康におよぼす効果

これは前著でも述べたことですが、健康でいるために必要な最低限の運動量は、各団体がガイドラインを発表しています。

アメリカスポーツ医学会（American College of Sports Medicine）は、2011年に発表したガイドラインで、30分の中程度の運動で最低週に5回（1週間150分）、20分～60分のもう少し激しい運動（中高程度）なら3回と

1週間に必要な運動量

運動	**中程度** 汗をかきながら 会話ができるほどの運動	**中高程度** 会話はできない。 少し激しい運動
時間／回	30分〜60分（5回）	20分〜60分（3回）
時間／週	150分〜300分	60分〜150分

＋

週2回〜3回のストレングストレーニング
（※1回10分〜15分・48時間以上の間隔を空ける）

しています。これに週2回〜3回のストレングストレーニングを加えるのが理想です[※1]。

中程度の運動とは、ウォーキングなら時速8キロメートル以上になります。会話ができる程度で汗をかく運動だと思ってください。会社まで片道15分の道のりを歩けば、毎日の往復で週に150分となります。

ストレングストレーニングは、カラダのさまざまな筋肉を刺激するようにして、10回〜15回を目安におこないます。トレーニング間隔は48時間以上開けることが理想とされています。

アメリカ心臓協会でも同水準の運動量と時間が理想とされていますが、高血圧、高コレステロールの人は、40分の中高程度運動を3回〜4回と少し減らした運動量が推奨されています[※2]。

ＷＨＯのガイドラインも、１回の運動を10分以上おこなうことを前提に、１週間に１５０分の中程度の運動か75分の中高程度の運動を勧めています。

さらに効果的なのは、３００分の中程度の運動、１５０分の中高程度の運動、週に2回のストレングストレーニングとされています[※3]。

そのほかさまざまな団体がありますが、日本もアメリカも国や団体で決まっている最低限のガイドラインは似た内容で、有酸素運動とストレングストレーニングの2本柱になっています。

運動量と死亡率

１週間の運動量と死亡率（寿命の短さ）を比べたリサーチは多数あり、もはや運動が寿命を長くする、死亡率を下げることは疑いの余地がありません。単純に運動していれば長生きできて、運動しなければ早死にするのです。

健康でいるための投資として、運動ほど効果的で安い投資はありません。健康が買えると思えば、ジムの費用など安いものだとわたしは思います。

実際にわたしは2つのジムを掛け持ちして登録しています。惜しみなくとは言いませんが、元気に動けて人生を楽しむための経費だと思っています。

毎月支払う生命保険にかける費用はわたしに返ってくることは決してありません。わたしが死んだときに家族を助けるためのものだからです。

健康保険、もしもの時の貯金、老後のリタイア費用など色々な心配に対して私たちは貯金や投資をしますが、自分自身にどれくらいの投資をしているでしょうか？ ジムの費用1万円を節約して、自分が死んだあとに使う生命保険に1万円をかけるのも考えですが、どうも違和感をおぼえます。わたしの考え方を押しつけるつもりはありませんが、運動ほど確実にリターンを生む投資はありません。

週の運動時間と死亡率との比較については、６つのリサーチと調査から６６１３７人の21歳〜98歳までの男女（平均年齢62歳）に対して、平均で14・２年間追跡調査されたデータがあります※1。

これによるとまったく運動しないグループに比べてアメリカのガイドライン以下の運動でもこなせば、死亡率が20パーセント減少、ガイドラインをこなせば31パーセント減少、３倍から５倍の運動量で40パーセント減少しました。

運動強度（METs）

安静時	軽い運動	中程度の運動	激しい運動
1メッツ	1.1 - 2.9メッツ	3.3 - 5.9メッツ	6メッツ 以上
・音楽鑑賞 映画鑑賞 ・テレビ視聴 ・読書 ・会話 ・瞑想 ・乗り物での移動	・デスクワーク 1.5 ・食事 1.5 ・入浴 1.5 ・料理 （立位、座位） 2 ・ストレッチ 2.5 ・ヨガ 3 ・太極拳 3 ・ピラティス 3	・歩き 3-8.3 ・サーフィン 3-5 ・掃除機掛け 3.5 ・自転車 3.5-10 ・庭掃除 4 ・ゴルフ 4.5 ・テニス 4.5（ダブルス） 8（シングルス） ・野球 5 ・ウエイト トレーニング 5 ・階段を上がる 5 ・水泳 5-10	・ランニング 6-14.5 ・バックパック、 ハイキング 7 ・スキー 7 ・エアロビクス 7.3 ・室内での 一般的なバイク 7.5 ・柔道、柔術などの 格闘技 10

Ainsworth, Barbara E., et al. "2011 Compendium of Physical Activities: a second update of codes and MET values." Medicine & science in sports & exercise 43.8 (2011) : 1575-1581.

ガイドラインは1週間で、中程度なら150分～300分（3～6メッツ）、中高程度なら75分～150分（6メッツ超）の運動が基準にされています。先に述べたアメリカスポーツ医学会やWHOと同じ水準です。

運動強度は、メッツ（METs）という単位が使われます。カラダが機能するのには必要な酸素需要量があり、1メッツは酸素摂取量3.5ml/kg/minに等しくなります。

安静時を1メッツとして、活動や運動のなかで何倍のエネルギーを使っているかが指数化できます。たとえば、座ってテレビを見ていたり、本を読むのは1メッツに対して、普通歩行は3メッツなので、3倍のエネルギーを必要とする活動（＝運動強度）になります。

先に述べたWHOに定められた基準値（1週間に中程度の運動を150分間もしくは中高程度の運動を75分間おこなう）をメッツで計算すると600メッツになります※2。

計算式は単純で、それぞれのスポーツ、ほとんどすべてのアクティビティでこの値が決まっており、それをおこなった長さを「分」とかけるだけです。

たとえば、1キロメートル7分半（1マイル12分）のゆっくりなランニングは8メッツなので、30分間走れば240メッツ、これを週に4回おこなえば960メッツです。

朝夕の通勤30分間をがんばって早歩きすれば5メッツなので150メッツ。週末も出掛けて30分程度は急いで歩いたとすれば週に1050メッツです。

ウエイトトレーニングは5メッツなので、30分を週に3回おこなうと、5×30×3＝450メッツ。

1時間のダンス、エアロビは8メッツなので8×60＝480メッツ。

週末にサッカーを1時間おこなえば、チームスポーツは基本7メッツなので7×60＝420メッツ。

これで合計が3360メッツになります。ランニング、サッカー、ダンス、トレーニングなどのバリエーションをつけて運動すること、通勤で運動時間を稼ぐことがポイントです。

また、これはあくまでも運動量の計算に使う式なので座っている時間が10時間なので600分で600メッツ獲得を1週間の運動量にカウントすることはできません。その場合は3メッツ以上のアクティビティからカウントしてください。

参考までにわたしの1週間の運動量は次のとおりです。

週に3回1時間の激しいインターバルトレーニング（メッツ10）で1800メッツ。

サーフィン（5メッツ）3時間で900メッツ。

水泳（7メッツ）1時間で420メッツ。

1キロメートル6分ペースのランニング（10メッツ）1時間で600メッツ。

ストレングストレーニング（5メッツ）40分を週3回で600メッツ。

通勤往復、その他の早歩きが毎日最低30分（4メッツ）で840メッツ。

運動の種目は変更がありますが、コンスタントに4000メッツは超えるように意識しています。

またお恥ずかしい話ですが、わたしは飽き性です。決めた運動を一生続けるような忍耐力を持ち合わせていません。

カラダを動かすことは好きなので色々な運動をしますが、10年以上続いているものはサーフィンくらいです。

現在はサーフィン、水泳、ランニング、ウエイトトレーニング、クラスごとのインターバルトレーニングなどがメイン種目ですが、また飽きればやめてその他の運動を始めるでしょう。

いままでかじった運動は無数にあり、どれも身になってはいません。わたしのように飽きっぽい、物事が続けられない人は飽きたらさっさと違う運動を始めることが大切だと思います。別にプロになるわけではありませんし、趣味なので楽しくアクティブな生活ができればよいでしょう。

運動に関してはどの程度の強度でおこなうと効果があるのでしょうか？　また昔言われたように長くゆっくりが大切なのでしょうか？

気になるところですが、これについてはオーストラリアで45歳～75歳の204542人に対して、強度の違いによって生存率がどう変わるのか、つまり短い時間走ることと、長い時間歩くことは効果が異なるのかを検証したリサーチがあります※3。

結果は、1週間に中高程度の運動を多く（全体の運動量の30パーセント以上）取り入れたグループに顕著な死亡率の低下があることがわかりました。

現在のところ国などのガイドラインでは運動の時間を基準にしているので、あくまでも時間を目安に運動量を定めて取り組んでもらいたいのですが、ダラダラと長い時間運動するよりも、少しがんばって激しい運動を組み合わせるほうが有効であることがわかります。

おそらく今後の日本の健康常識も週に5時間（300分）の中高程度の負荷を取り込んだ運動に変わっていくと思われます。

もう少し大きい最近のリサーチでは、さらに顕著な結果が出ました。週の運動量が増えるほどに病気の疾病リスクが落ちていったのです。現在のガイドラ

運動と疾病リスク

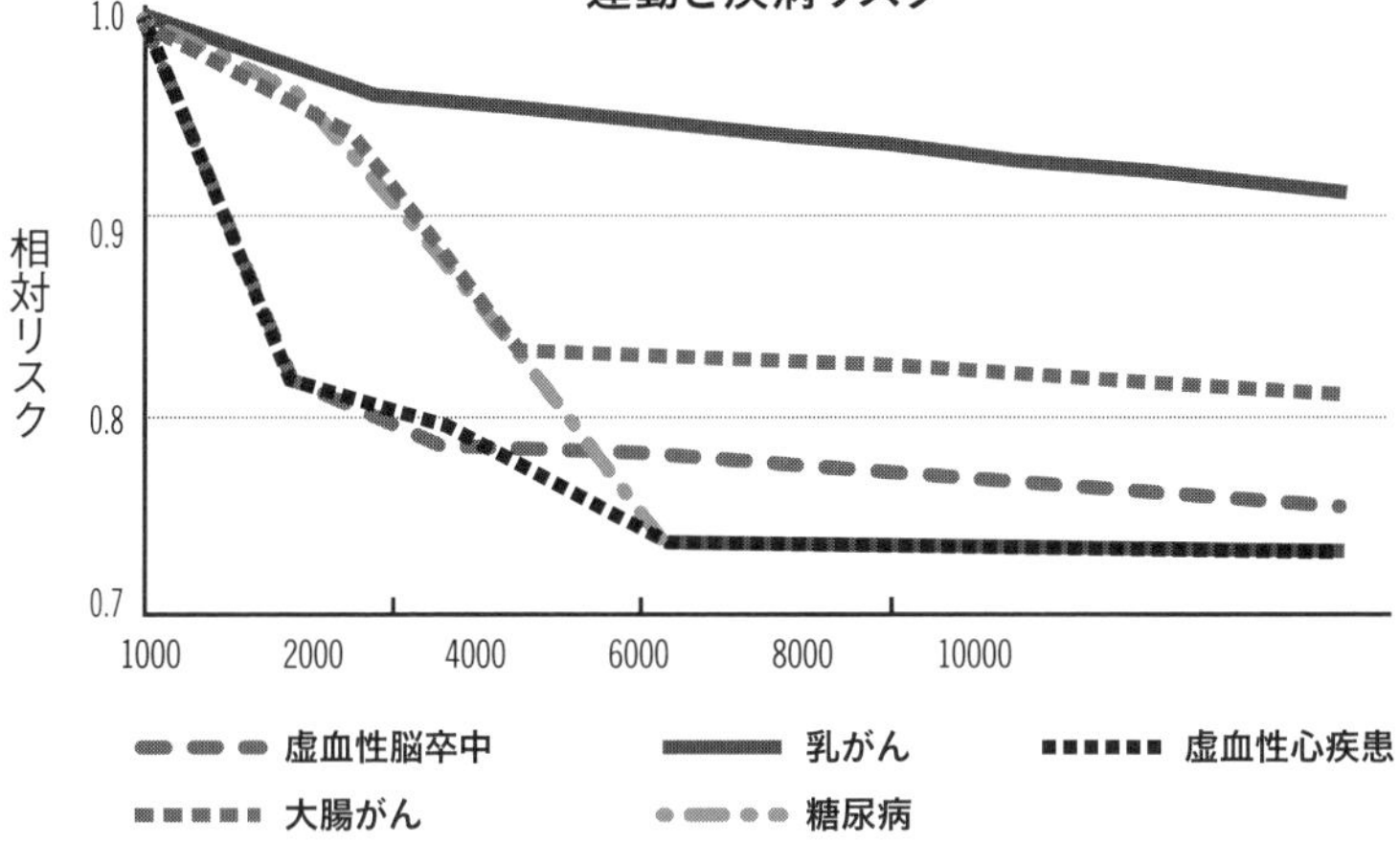

Kyu, Hmwe H., et al. “Physical activity and risk of breast cancer, colon cancer, diabetes, ischemic heart disease, and ischemic stroke events: systematic review and dose-response meta-analysis for the Global Burden of Disease Study 2013.” bmj 354 (2016): i3857. から筆者改変

インでは十分に恩恵を受けられないこともよくわかります。

１９８０年から２０１６年の、世界各国の１７４のリサーチ（35の乳がん、19の大腸がん、55の糖尿病、43の心臓病、26の脳血管障害に関わる）をまとめたデータです。これによると、何も運動しないときの疾病リスクを1としたときに、一般的な基準値である週６００メッツの運動だと、糖尿病リスクが2パーセント下がるという結果が出ています。これではほとんど運動をしないときとの差がありません※4。

ところが、運動を600メッツ〜3600メッツにまで増やすと19パーセント の低下が見られました。もっとも高い恩恵は3000メッツ〜4000メッツで、9000メッツと12000メッツの違いはわずか0・6パーセントでした。

このデータを見ると、基準値を大幅に超えた週に3000メッツ〜4000メッツの運動が理想と言えます。

昔は運動のしすぎはよくないと言われました。もちろん、過酷な運動は筋肉骨格系の損傷につながる可能性もあります。

しかしながら、虚血性脳卒中、虚血性心疾患、乳がん、大腸がん、糖尿病という、現代人の死亡理由となるトップの疾患リスクがこれだけ減らせるのであれば、運動する価値は高いと言えます。無理せず、故障に最大限配慮することは当然ながら、運動すればするほど死亡リスクを下げられます。忙しい生活かもしれませんが、週4000メッツをめざしましょう。

本書では国やWHOなどの団体では一般的に600メッツ程度と言われているガイドラインをあえて3000メッツ〜4000メッツに引き上げます。わたしがこのようにガイドラインに背いて個人的な推奨数値を示すことはあまりありませんが、これだけ明らかなデータがあることでおそらくこの運動量が将来のスタンダード、ガイドラインになるであろうことと、本書を手に取っていただいた方には少しでも長く健康な人生を歩んでほしいという想いからです。

運動量に上限はないと思います。８０００メッツでも１２０００メッツでもどんどん運動してください。最低ラインが３０００～４０００メッツだと思って活動しましょう。

階段を10分上がって、掃除機を15分かけて、庭仕事を20分、ランニング20分、早歩きか自転車での移動を25分、毎日おこなえば、この基準に達します。

メッツは運動強度と時間が関係するため、単純に時間をかければかけるほどよいことにはなりません。時間が短くても少し強度のある運動をおこなったほうが効率的に稼げます。

もちろん運動中に心臓病や心臓発作で死亡する方は毎年何人もいます。しかしながらそれで運動がカラダに悪いという話にはなりません。車を運転して事故死する人がいるので車は危険と考えることもできますが、実際は車を使う利便性のほうが大きく、事故死する方はほんの一部です。サメに襲われるリスクを恐れてサーフィンをあきらめるサーファーがいないのと同様です。

インターバルトレーニング

インターバルトレーニングは簡単に説明すると、強度の強弱をつけておこなう運動です。わたしのトレーニングもほとんどがこれです。水泳でもランニングでも強弱をつけておこないます。

朝の6時からジムで仲間たちと激しく1時間自分を追い込むトレーニングが最近の日課になっています。

1人で泳ぐときもよほどやる気がない日以外はインターバルでおこないます。30分歩く代わりに途中で少し走る運動を加えるといった具合です。

具体的には次のとおりガイドラインが決まっています。

インターバルトレーニングのガイドライン

①トレーニング	最大心拍数の80%〜95%
②リカバリー	最大心拍数の40%〜50%

①トレーニングと②リカバリーを交互に５秒間から８分間のあいだでおこなう全体で20分から60分のトレーニング。

※トレーニングは自転車、走る、水泳、階段駆け上がり、ジャンプ、なんでも可能。

３分間トレーニング、３分間リカバリーのように、トレーニングとリカバリーは１対１でおこなうパターンと、最大心拍数で30秒間おこない、３分間〜5分間のリカバリーを繰り返すなど、バリエーションがあります。

これは昔言われていた「同じスピードで長く運動をするほうが脂肪が燃える」という考え方とまったく逆のコンセプトですが、じつはこの運動のほうが脂肪も減り、短い時間でより運動の効果を出すことができます。

確かに運動中の脂肪燃焼効率はゆっくりの運動のほうがよいのですが、インターバルトレーニングは運動後にも2時間程度はしっかりとカロリーを燃焼することができるのです。

また運動時のカロリー消費もゆっくりの運

動と比較して高いので、脂肪の燃焼効率が悪かったとしても結果としてカロリー消費が多くなるのでよりやせます。

また、歩いてもバイクでも泳いでもなんでも可能なので、誰もが始められることも特徴です。ゴールは週に3回のインターバルトレーニングを習慣化することで、必ず中1日休んでおこないます。

はじめは週5回の軽い運動のうち、1回をインターバルトレーニングにしてみます。慣れてきたら、週に2回（火曜日、金曜日など）2日間のあいだを空けておこないましょう。

必要な運動量のガイドラインは30分の中程度の運動を週に5回、または20分以上の中高程度の運動を週に3回でしたね。

アメリカスポーツ医学会では週2回でも8種〜10種の異なる運動種目を8回〜12回繰り返すインターバルトレーニングで健康が維持されるとしています[※1]。強度を上げれば、少ないトレーニング回数でも目的が達成されます。メッツ計算も同様で、強度を上げると短い時間で大量のメッツを稼ぐことができます。

インターバルトレーニングはわたしもおこなうたいへん効果的なエクササイズですが、トレーニングの強度が上がるので、半年以上運動していない人は、30分の簡単な有酸素運動と本書の機能運動性トレーニングを週2回から始めてください。運動習慣のある人でも、心臓の持病がある人、家族に心臓病が見える人、高血圧の人、喫煙者、糖尿病患者、コレステロール値の高い人、肥満やその他の病気がある場合は医師に相談してください。

次ページの表は、運動を始めたいと思った人に対して、心臓病などの事故を回避するためにつくった質問です。参考にしてみてください。運動がカラダによいことは明らかですが、病気の人でも健康な人でも運動で事故が起こることは事実であり、カラダを動かす以上リスクはつきものです。できるだけその事実を知ってリスク管理をおこなうことが大切です。

1つでも該当すれば医師に相談してください。以上を考慮して問題がなければ、カラダの状態と相談しながら、はじめは週1回の軽いインターバルトレーニングを組み込んだ運動プランでスタートし、カラダがしっかりと回復してき

心臓病のリスクチェックシート

チェックして
みよう！

- [ ] 医師に心臓病の問題を指摘されたことや
家族に心臓病の人がいる。
- [ ] 運動時に胸に痛みを感じる、
感じたことがある。
- [ ] 過去1ヵ月間のあいだで
カラダを動かしたときに
胸の痛みを感じたことがある。
- [ ] 意識を失ったことがある。
バランスを崩したり、めまいをすることがある。
- [ ] 運動時に関節に痛みがある。
- [ ] 心臓病や高血圧の薬を処方されている。
- [ ] カラダに運動してはいけない理由がある。

たら有酸素運動の時間を少しずつインターバルトレーニングに置き換えて増やしてみてください。運動は故障なく続けることがもっとも大切です。

また、年齢が65歳を超えている方や体力に自信がない方は医師に相談し血液検査、血圧などの最低限の健康診断を受診してください。そもそもこれは年に1回はおこなうべきものなので、よい診断機会になるでしょう。

ミネソタ州のメイヨークリニックでおこなわれた18歳から30歳と、65歳から80歳のグループに、3ヵ月間インターバルトレーニングとウエイトトレーニングをおこない、その後に筋肉の状態を顕微鏡で調べたリサーチによると、ミトコンドリアの能力が65歳以上のグループでは69パーセント、30歳以下のグループでは49パーセント改善しました。

ミトコンドリアの機能は加齢とともに落ちるので、高齢の人ほど運動による回復の伸び率もあることが研究で明らかになっています[※2 ※3]。ミトコンドリアは食事の際に登場したアメリカドルを日本円に交換する銀行の働きで、回復にたいへん大きな役割をもちます。

高齢者でも若くても誰でも運動からの恩恵は受けられるのです。今、この本を読んでいる方が運動をされていないのであれば運動を始めるのに今より早いタイミングはありません。今日から始めるべきです。

ただし、これはアンチエイジングとは違います。誰でも歳をとります。老いないことなどできません。そもそもアンチエイジングなどありませんし、誰もが老化していつかは死んでしまいます。老化に逆らうという発想が間違っているのです。

つねに健康な状態を維持して、もっているカラダのキャパシティを発揮し続けることは何歳でもできます。それを維持しながら楽しく健康的に歳をとればよいのです。老いることは悪いことでもなんでもありません。逆らう必要も戦う必要もないのです。

運動によって死ぬまで、元気に生活できる機能運動性を保つことは可能ですし、逆に年齢を経た人のほうが回復する、こんなデータもあるのです※2 ※4。

インターバルトレーニングと機能運動性を上げるトレーニングを習慣とすれば、カラダの機能運動性は問題なく維持されていると言えます。

第 4 章

回復力を高める機能運動性トレーニング

ここからは別冊付録のエクササイズについて説明していきます。一つひとつのエクササイズがなぜ組み込まれているのかを理解してください。

別冊付録
P.5

バードドッグ

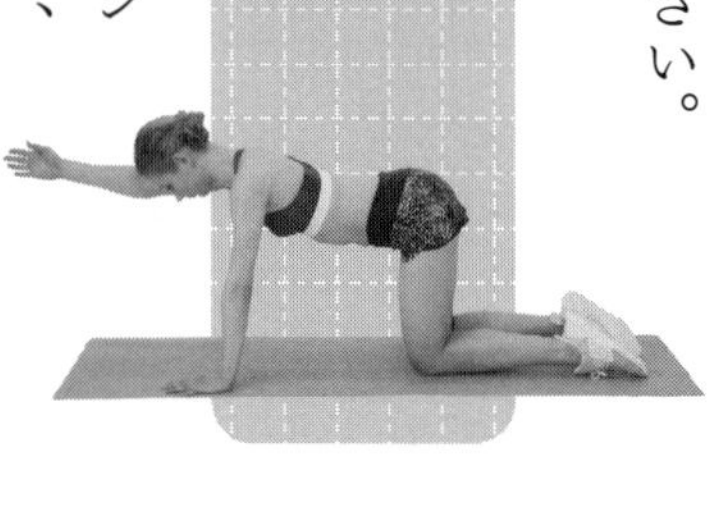

バードドッグは世界中の誰もが見たことのあるトレーニングの代名詞のようなエクササイズですが、正しくおこなえば、とてもよい体幹の機能運動性トレーニングです。先に正しい呼吸と、お腹の力の入れ方をマスターする必要があります。

背骨がまっすぐな状態で四つん這いになり、背骨をできるだけ動かさないようにして、手足を互い違いに伸ばします。

手を上げるほうが一般的には簡単ですが、人によっては大きくカラダがねじれてしまいます。これは手足を動かす運動と思われてしまいますが、背骨を安定させる運動であり、手足はあくまでもスパイスに使うだけです。
このトレーニングができない方は、前著『世界の最新医学が証明した究極の疲れないカラダ』の椅子スクワットや片足バランスから取り組んでください。

別冊付録
P.7

ヒンジランジ

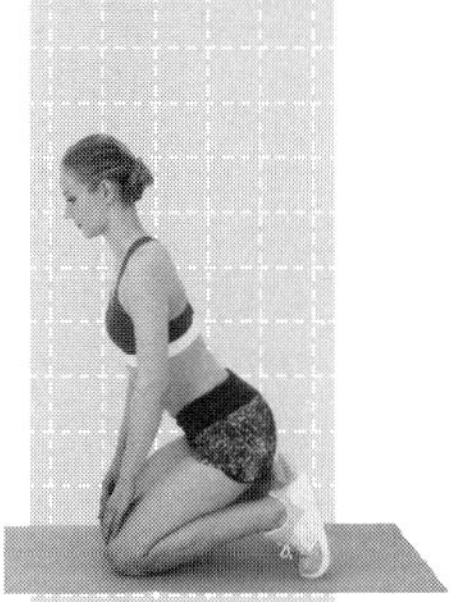

腰痛を抱えた患者さんが来院されたときにおこなう第一処方箋がヒンジランジです。腰のトレーニングに入る前にまず曲げ方の練習をして、今後の再発を防ぐ必要があります。腰の曲げ方、股関節の使い方は、繰り返しおこなえば誰でもできるようになります。しかし、練習しなければ一生できません。ボールを投げるような感覚で繰り返し、腰を曲げない動きを習得してください。

ヒンジランジによる腰の使い方は、機能運動医学のすべてのトレーニングの基本です。何度もおこなうことで床から物を拾う、子どもを抱き上げる、椅子から立つ、しゃがむ、ありとあらゆる日常生活で役立ちます。

別冊付録 P.9

腕立て伏せ

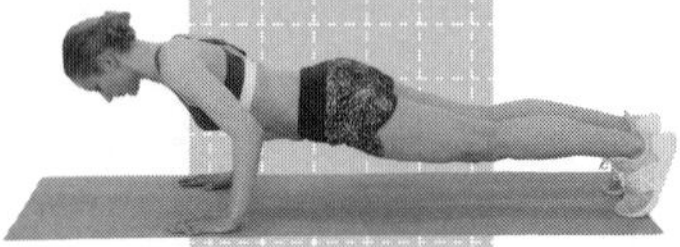

カラダの後ろ側を鍛えるだけでなく、前の支えをつけるトレーニングも大切です。腕立て伏せは腕、胸などの筋肉を刺激するイメージがあると思いますが、カラダをまっすぐに支える体幹と肩の安定性を高めるトレーニングだと思ってください。ひじの動きは最終段階で、まずはカラダを支える練習をおこないます。

腕が肋骨に肩甲骨を介して固定されるのですが、この肩甲骨のまわりの機能運動性は首、肩の症状に大きな関係があります。

この機能はすべての人に必要で、足をおもに使うランナーでも肩甲骨の機能運動性をトレーニングにするほどです。

脇、ひじを締めてひじが肋骨の横で垂直に曲がるイメージで練習してください。肩の故障がある場合は無理をしないでください。道具を使わずにできるので当院でもおこなうトレーニングですが、肩の故障のために避けたほうがいい人もいます。

肩甲骨をお尻の方向へ引き下げてあごを引く、背骨が反らない、丸くならないことが大切です。

腕立ての前にひじを伸ばした状態で、肩甲骨を下げてそのままの状態を維持する練習をしてください。その状態を1分間維持できれば、腕立て伏せに移行します。

腕立て伏せが10回3セットできないのであれば、ベンチプレス、ダンベルプレスなどは必要ありません。

できない人はひじを伸ばして腕立て伏せのポジションを維持するだけでも立派なトレーニングになります。

人によっては四つん這いの姿勢を維持するだけでも大変かもしれません。この場合はバードドッグができるようになってから、四つん這いの腕立て伏せに挑戦してください。

ダンベルプレスは仰向き姿勢でおこなうので、体幹や腰をそれほど使いません。腕立て伏せは全身を使うので、カラダの弱い箇所が刺激されます。腕立て伏せでカラダを支える機能運動性をつけてから、腕や胸のトレーニングをマシンやダンベルでおこなってください。

別冊付録
P.13

デッドリフト

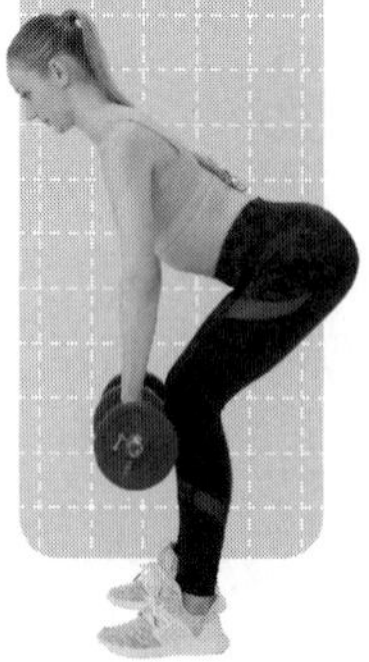

背骨の前弯を維持したニュートラルの状態で、股関節の動きを使って前にかがむ、荷物を持つなどの生活に必須の動きです。背骨のまっすぐな状態とはやや前に沿った状態を指します。ほんとうにまっすぐなわけではありません。

カラダの使い方はボール投げのようなもので、何度も正しい使い方をしておぼえればとっさの時でも自然と正しい動きになります。

正しい動きができてきたら、少しずつチューブやウエイトで負荷を掛けてカラダの機能性を高めます。背中やお尻、足の後ろの筋肉をおもに使いますが、筋肉を意識するよりもカラダの使い方を意識してください。

足の裏から首の後ろまでカラダの後ろ側の筋肉（ポステリアチェーン）が筋肉痛になることがありますが、これは弱い箇所が刺激されるからです。

このトレーニングは、お尻の筋肉やハムストリングの筋肉トレーニングに確かに使われますが、正しいフォームでおこなえば全身の機能運動性を高めます。ただの筋トレではないのです。

ダンベルデッドリフトは上級者向けで、まずは腰が伸びた状態で、前へ安全にかがめることが重要です。タオル、チューブと負荷を上げていきながら、正しい動きを練習しましょう。

タオルは動きを出さずにフォームを練習するのに適しています。背骨をまっすぐにしたままで力を入れて軽くタオルを引っ張ります。カラダを動さず、背骨はまっすぐなポシションのまま力を入れる練習になります。
タオルを引くときも、背骨が曲がらないよう意識しておこなってください。ひざをあまり曲げずに、腰を高く保つことも大切です。繰り返しますが、背骨のまっすぐはやや前弯のことです。

チューブのデッドリフトはダンベルデッドリフトに移行する前のトレーニングです。タオルで安定するフォームが取れるようになったらおこなってみてください。背中のカーブを維持して、股関節の動きを使って、腰をできるだけ高く、ひざは少しだけ曲げて上体を動かすことがポイントです。

ダンベルは5回5セット、タオルは5回3セット、チューブは10回3セットを目安に、週に2回〜3回おこないます。
健康な若い人であれば、トレーニングをしていくと、最低でも自分の体重くらいのバーベルは簡単に上がるようになるはずです。ダンベルデッドリフトでも負荷が軽ければバーベルへ移行しますが、これはトレーナーの指導の下でおこなってください。

この3つの動きも難しい人は本書では割愛しますが「相撲デッドリフト」での練習も可能です。写真のエクササイズよりも足の幅を広くして力士の股割りのようにその場でしゃがむ動きです。背中、腰がまっすぐになっていれば、そこから始めましょう。

デッドリフトの動きは腰を曲げるイメージがあるので腰痛、背中の痛い人は違和感、恐怖感をおぼえる動きかもしれません。

しかし、腰ではなく股関節を曲げれば、背骨は安全なポジションで使われます。写真から自然な背骨のカーブが維持されて、背骨がまったく曲がっていないことがわかると思います。背骨、腰痛のある人ほど、デッドリフトの動きができるようになる必要があります。

「腰痛があるから前へかがめない」ではなく「前へかがめないから腰痛になっている」のです。

ベンドオーバーロウ ダンベルロウ

別冊付録
P.16

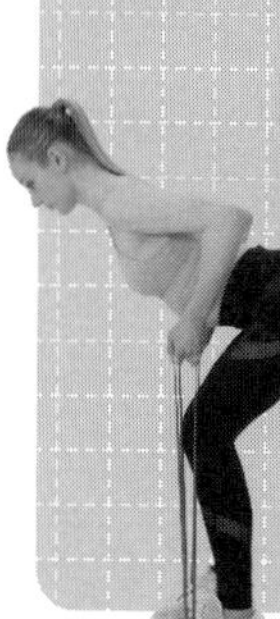

ロウとはボートを漕ぐ動きのことです。船は座って漕ぐのですが、わたしは機能運動性を高めるために立ったままのトレーニングを勧めています。ダンベルでもバーベルでもチューブでも同じですが、背骨のニュートラルポシションが大切で、デッドリフトのポジションを維持した状態で重りを引きます。片手だけ引くトレーニングはより背骨の回旋に対してのトレーニングになりますが上級者向けなので、まずは両手で同時に、股関節をしっかりと曲げて、背骨はまっすぐでおこなってください。

重力に対してカラダを正しく、安全に曲げる動きは普段の生活で使われずに弱ってしまったポステリアチェーンのトレーニングに最適です。この機能性が弱くなることで背中が丸くなり、姿勢が悪くなり、さまざまな故障を引き起こします。

気づかれた方も多いかもしれませんが、デッドリフトの動きがしっかりとできなければこのトレーニングはできません。

まずは重りなしでしっかりとデッドリフト、ヒップヒンジの姿勢を維持できることが大切です。

デスクワークで座りっぱなしの人は背中が丸くなり、腕を上げることができなくなってしまいます。カラダの機能運動性は普段使っている以上には上がりません。そこで股関節をデッドリフトの姿勢に曲げた状態で、チューブを引き上げるトレーニングをおこないます。腕を上げていますが、じつは肩甲骨を下げるトレーニングです。

背中のトレーニング、肩のリハビリなどに使われるＹトレーニングですが、股関節を曲げて、腰をまっすぐに維持すること、カラダが左右にねじれない、回らない。首、あごが前に突き出ないことを意識しておこないます。
つまりは背骨がまっすぐに固定された状態でおこなうことが大前提です。安定した体幹の上で肩甲骨、肩を動かすトレーニングであり、腕を上げるトレーニングではないことを意識しましょう。

別冊付録
P.19

足腰の基本スクワット
ゴブレットスクワット

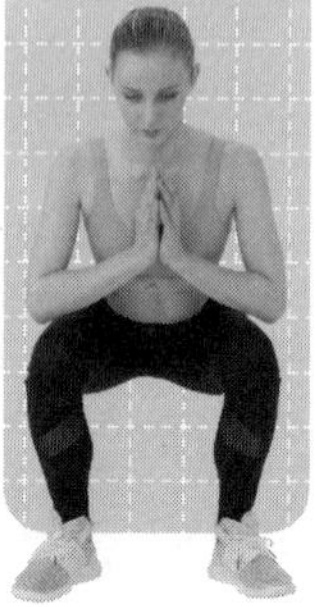

カラダの正面で重りを持って立ち上がるのがゴブレットスクワットの基本動作です。これは子どもを抱き上げる、荷物を持ち上げる際に役立つ動きで、正しいフォームを身につければ日常生活で腰を痛めるリスクを下げることができます。
また後ろにウエイトを担ぐバックスクワットよりもフォームが簡単に決まるので初心者には最適なスクワットです。わたしのクリニックでもこれを飛ばし

てバーベルのバックスクワットに移行することはまずありません。

カラダの前にウエイトを持つことでポステリアチェーンが刺激され、足だけでなく背中のトレーニングにもなります。重りはまったく前後せずに、重力に対してそのまま垂直に移動するだけです。

重りなしのスクワットよりも軽い重りを持ったゴブレットスクワットのほうが簡単にできる人もいます。これは重りで背中などの使われていない部位が刺激されて背中のスイッチが入るからです。２キログラムくらいの軽いウエイトや荷物などを持ってトレーニングをおこなってください。

トレーニングすればもちろん脚の筋肉もつきますが、目的は全身の機能運動性を高めることです。「下半身の筋トレ」とは考えずに、安全なポジションで重りを上下させる機能運動性トレーニングだと考えてください。

患者さんにも「柔軟性がない、足首が硬いのでスクワットができない」という人がみえます。機能運動性の衰えによって２次的に足首の可動域が失われる、またはカラダの機能運動性が衰え、しゃがむ力がなくなってしまっている場合が多く、練習すればほとんどの人がこのゴブレットスクワットをできるようになります。

試しに何かにつかまってしゃがんでみてください。それでスクワットのポジションを取れるのであれば、解剖学的な関節の硬さはないと言えるでしょう。機能運動性を上げれば、スクワットが可能になるはずです。

ダンサーやヨガの大好きな人たちが「カラダが硬いのでスクワットができない。足首が硬いのでスクワットができない」と話されることがよくありますが、ストレッチを1週間に5分もしないわたしよりもこの方たちの柔軟性が低いとは考えにくいです。これは安定性のない典型的な機能運動障害です。

ひとつスクワットについて意外なことは、股関節の形は人それぞれなので人によっては足を広めにしたり、15度から30度くらいで外側に向けたほうがスクワットをしやすかったりと個人差が大きいことです。自分に合ったポジションを探してください。

スポーツ歴やゴールによってもこのスクワットの開き方は変わります。とくに自分の得意な動きやスポーツをされない方は、モデルのように肩幅より少し広い足幅から始めてみてください。

重いウエイトを上げるパワーリフターはもっと足を開いた状態でのスクワットをおこないます。そのほうが重いウエイトが上がるからなのですが、本書では、将来の健康を考えて一般的な私生活で使える足を肩幅よりやや広い程度に開いたスクワットをお勧めしています。

患者さんでも足を大きく開いてのスクワットを指導することもあれば、肩幅でおこなう方もいます。まずはやりやすく安全なポジションを探すことが大切なので、多少の調整をしてみてください。

股関節の横の骨がひざよりも下にくるまで下げられることがゴールです。ここまで下げることでお尻の大きな筋肉を使うトレーニングになります。逆に途中で止まってしまうスクワットはひざの負担を上げます。一見浅いスクワットのほうがひざの負担が少ないようにも思えますが、じつは逆のことが多いのです。つま先よりも前にひざが出ないように、あくまでもお尻が後ろへ下がり、股関節の動きを使うことが大切です。

動きが難しければ、少し足幅を広げておこないます。足幅は相撲の四股よりもう少し狭めたくらいのポジションです。デッドリフトもスクワットも難しければ、はじめはその姿勢から練習してみても大丈夫です。

ファーマーズウォーク

別冊付録
P.21

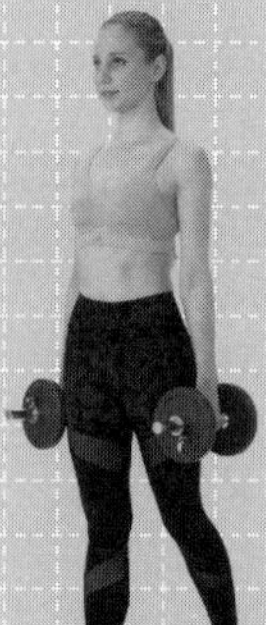

背骨をまっすぐにして、肩を下げて胸を張り、あごを引いて、ひじを伸ばした状態でウエイトを持って歩くのがファーマーズウォークです。上から誰かに髪の毛を引っ張られているイメージでも大丈夫です。

お腹に力を入れる正しい呼吸をおこなわないと、カラダが傾いて怪我につながります。お腹に力を入れて背骨をまっすぐに保つと、体幹のさまざまな場所に力が入り、安定することがわかると思います。

重い荷物を持って歩くことは思っている以上に体幹を刺激するトレーニングになります。また慣れれば持てる限界までの重りを持って歩くだけなので、負荷を上げやすいことも特徴です。カラダが重りに対して横へ傾こうとする動きに対して、足、股関節、体幹、肩、全身を通して逆らうことで機能運動性を高めます。
一見簡単なトレーニングのようですが、重さを限界まで上げるとかなりの負荷です。片手で持つとより身体の傾きにチャレンジするので上級者向けになります。まずは20歩をやや狭い歩幅で歩くことからスタートします。重りを上げ下ろしするときはくれぐれもフォームに気をつけて、腰を曲げずに股関節を曲げることに気をつけてください。

別冊付録 P.23

首・目のマイクロブレイク

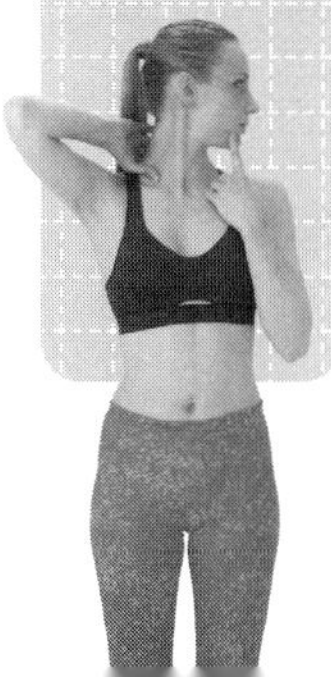

デスクワークでは筋肉の動きだけではなく、関節の動きも低下します。関節が動けば軟部組織がリリースでき、軟部組織が動けば関節もリリースできることもあります。痛みやこりの原因は筋肉か関節か？　そんな難しい心配をする必要はなく、回らない首が多少動くようになれば、機能運動性も多少は改善し

ていると言えます。
また、目が首の後ろの筋肉と連動して動くので、同時にリリースできます。

1. 首を左右にゆっくりと振り、動かない、動きにくい方向を探します。
2. 背骨の反対側（右手の場合は背骨の左側に、左手の場合は背骨の右側）に引っ掛けるように指を置きます。これ以上指の圧力も位置も変えないので無理に押さえたり、引っ張ったりしないでください。
3. その状態で両目を首の回しにくかった方向へ向け、それを追いかけるように顔も同じ方向へ少しずつ回します。
4. 動きが止まったところであごを指1本で少しだけ押します。その動きを3回繰り返します。

リリースが成功すれば首の可動域が広がるはずです。残念ながら繰り返しても結果は同じで首がうまく回らない方は何度がんばっても、治療を受けなければ改善しないと思われます。

もし手、腕にしびれ、首や背中に痛みを感じたら中止してください。症状を引き起こす、または悪化させる可能性があります。

別冊付録 P.25

首・肩のマイクロブレイク

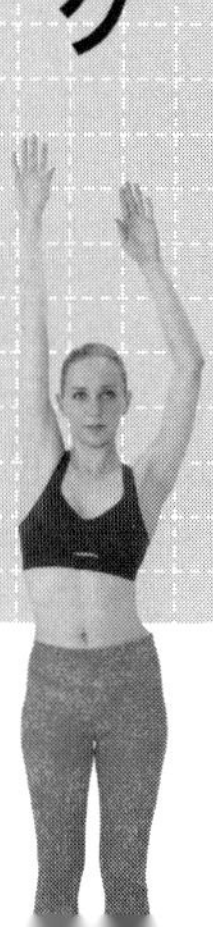

座りっぱなしで、首が前に出ることにより、肩甲骨が背骨から離れ、僧帽筋、肩甲挙筋、胸鎖乳突筋などが過緊張を起こすと、頭痛や肩こりにつながります。首のストレッチ、痛いところを揉む、マッサージにより、ラクにはなるでしょう。しかし、基本的な故障原因を知れば、対処方法は変わります。

何よりも簡単で大切なことは肩甲骨を支えるべき筋肉のスイッチを入れること、働きすぎた場所を休ませることです。頭痛・肩こりは肩甲骨を支える筋肉の機能運動障害なので、これを改善するトレーニングが必要です。

腕を後ろへ回す動きで、肩甲骨と背骨をつなぐ筋肉にスイッチが入ります。

試しにこのポシションで肩こりの場所を触ってみてください。柔らかくなっているはずです。

首・肩のマイクロブレイクは両方の指が交互に天井に届くようなイメージでテンポよく左右5回ずつ腕を上げた状態で、肩を上げ下げします。腕は両方とも伸びたままで、動きを繰り返すと肩甲骨が上下する動きがわかると思います。

次に両手をカラダの外側へ下ろして、指をすべて大きく広げます。親指が正面を向いている状態から外側へ向いて開いていくように動かします。親指、手のひらの動きに誘導されて自然と胸が開き、肩甲骨が下がりながら背骨に向かって動くようなイメージで写真のような姿勢をとります。姿勢がとれたらその位置を5秒ほど維持します。

手を上げる動き左右5回ずつ、胸を開いて5秒キープ。この流れを続けて3回から5回おこなってください。

別冊付録
P.27

腰のマイクロブレイク

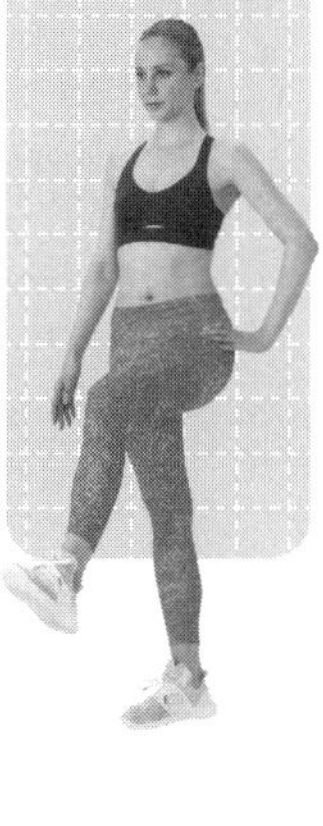

腰の痛み、症状を引き起こす故障は腰そのものだけでなく股関節の機能運動性が大きく関係します。腰のマイクロブレイクはむしろこの股関節の動きを出すことが効果的です。

立ち上がって、お尻、股関節のまわりの筋肉を押してみて硬いところがあれば、そこを軽く押さえながら足を前後、左右に振って動きを出します。１ヵ所につき5回が目安です。

また、両足を地面についたままでおこなう腰のマイクロブレイクもあります。この動きは、見た目は腰を反らすように見えますが、骨盤を軽く前に移動させて、股関節の前に軽くストレッチがかかるのが正解です。

逆に腰が反ったり、伸びている感じがあれば間違いです。腰を伸ばしたり、動かしたりするよりも、腰の重さの原因である股関節をリリースしたほうが安全で効果的なのです。

別冊付録
P.29

腹式呼吸

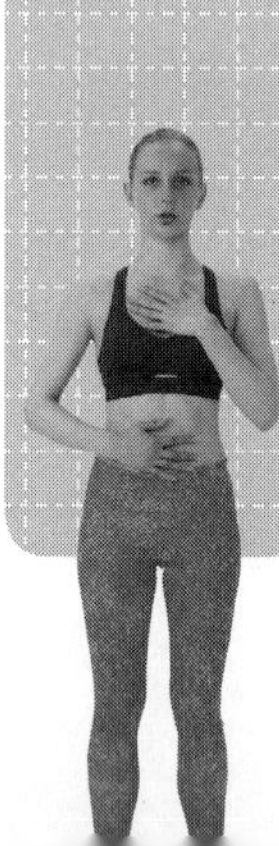

正しい呼吸法はトレーニングのすべてで使います。腹式呼吸ができなければ、ほかのトレーニングには進めません。

首、肩の症状がある方は、ほぼ例外なく腹式呼吸をおこなう横隔膜が動かずに、首の筋肉を使って胸郭を広げる胸式呼吸のメカニズムになってしまっています。横隔膜をしっかりと使っておこなう呼吸は、腰痛、首の痛みを問わずトレーニング前の重要な練習です。

首の力が入らずに、リラックスして、自然にお腹が膨らむように呼吸をしてみてください。お腹がまず8割膨らんで、次に2割だけ胸が膨らむくらいが目安です。座って、立ってできなければ、仰向けに横になり、ひざを曲げておこなってみてください。

腹式呼吸ができたらその呼吸を続けながらお腹に力を入れるトレーニングをおこないます。正しくできれば、お腹のまわり360度に力が入ります。お腹を膨らませたり、凹ませたりせずヘソの下あたりを意識して力を入れます。力を入れた状態を維持しながら30秒間腹式呼吸できることがはじめのステップです。それができるようになってから、すべてのエクササイズを始めましょう。

第5章

疲労に関する さまざまな疑問

体型と疲れやすさの関係

太っている人のほうが、標準体型の人よりも明らかに疲れやすいです。体重が増えれば増えるほど疲れやすくなります。反対にやせすぎも同様です。ＢＭＩと体脂肪、過去に標準体型であれば20歳前後のときの体重も、自分の適性体型を計る指標になります。

ＢＭＩは医学的に肥満の判別に使われる指標で、数々のリサーチでも基準として使われており、18・5から25未満が正常値です。体重と身長だけで計測するため、筋肉量のあるアスリートなどには使いにくい指標ですが、一般の方には十分に参考にできる数値です。

BMI ＝ 体重kg ÷ （身長m）^{2}

アメリカではＢＭＩ30以上が肥満と定義されるのですが、日本では25を超えると肥満となります。19歳から84歳の１４６万人の白人のＢＭＩと死亡率を調べたデータによると、20～24・9までのグループがもっとも死亡率が低く太りすぎ、やせすぎともに死亡率と関係があることがわかっています。一般の人は22前後が理想的です[※1]。

アジア人（東アジア）を対象とした１００万人を超えるリサーチでも太りすぎ、やせすぎのどちらも死亡率と大きな関係があることがわかっていますし、死亡率の低いグループは20～22程度のグループとなっています[※2][※3]。

さらにそのデータから日本人35万人を算出してまとめた日本のデータもあります。それによると男性23～27、女性21～27のグループの死亡率がもっとも低いと報告されています。これは欧米の白人、ヨーロッパ人と異なるデータで、ＢＭＩの低いグループの死亡率が高く、ある程度高めの人が長生きであることがわかります[※4]。

データにはさまざまな読み方、因子があるので一概に言えませんが、日本人男性も女性もＢＭＩは欧米諸国よりも高めをめざしたほうが死亡率が低くなると言えます。

ここからは私見ですが、私たち日本人はおそらくトレーニングをして筋肉量を増やす（体重を増やす）ことが長生きのポイントなのではないかと思います。ＢＭＩの高さは体脂肪の多さではありません。運動歴があり、がっちりと筋肉のついている人はＢＭＩが高めになります。日本人でＢＭＩが高い人は、過去に運動歴があり、筋肉の上に脂肪がついた方が多いように思います。

私たち日本人は睡眠、食事の管理をしっかりおこないたんぱく質の摂取量を上げて、機能運動性トレーニングで筋肉量、体重を高めにすることが長生き、健康の秘訣なのでしょう。

体脂肪は男性で20パーセント、女性で25パーセントが健康体の目安になります。わたしは15パーセントを超えることはないように気をつけています。この体脂肪をコントロールしながら、ＢＭＩの高めの限界である25をめざすのが日本人の健康体型だと思われます。

太っている人は、体脂肪という無駄な重りを持って生活しているようなものです。当然、標準体型の人よりも疲れやすくなります。

驚くかもしれませんが、それよりも疲れやすいのはやせすぎている人のほうです。先ほどの統計でＢＭＩの低いグループの死亡率が高いのと同じです。山で遭難して食べものがなくなったり、３００年前の栄養状態が悪くてやせ細った人を想像すればわかりますが、これは栄養失調の状態です。

太っている人よりも「死」に近いのはやせすぎの人です。太っている人は時間をかけて病気になり健康を徐々に損ないますが、過度のダイエットなどでやせすぎた場合は、餓死の一歩手前で、カロリーが足りないことが直接「死」につながるのです。

見た目をよくしたいのであれば、筋肉をつけなければいけません。「しなやかな筋肉」「細い筋肉」をつけるなどの表現を聞くことがありますが、筋肉はしなやかさも何もありません。

解剖学の教科書どおりの筋肉があるだけで、それにはサイズが太くなる、強さが強くなる、持久力が出る進化しかありません。とくにサイズについては太いか細いかの２択と言えます。そしてその上の皮下脂肪との関係で体型が決まるだけです。

骨のサイズは成長期を過ぎて骨端が閉じてしまえばそれ以上成長しないので身長が変わることもありません。

詰まるところ、筋肉をトレーニングして、皮下脂肪をコントロールするしか体型を変える方法はありません。これ以外の方法で体型に対するアプローチに長期的な効果を求めることは難しいでしょう。

太れないという人は、胃腸からの栄養吸収が悪かったり、筋肉がつきにくかったり、疲れやすくなる要因を抱えています。運動の習慣がない、重いものが持てない、遠くまで歩けない……。これらはすべて機能運動性が落ちていることを意味します。日本人の場合は太れない、ＢＭＩの低い体型は決して長生きとは言えません。体重を増やすトレーニングからカラダのキャパシティを上げることをお勧めします。

太りやすい太りにくい、背が高い低いから、運動の向き不向きまで誰もがプロのアスリートになれないのと同じで、元々のカラダの能力に個人差があるのは事実です。

しかしながら、疲労解消という簡単なゴールであれば、遺伝子に関係なく誰もが到達できるゴールと言えます。生まれもってのハンデはほぼないと考えていいでしょう。

生来のカラダのポテンシャルは関係なく、誰もが努力すれば、今よりも元気に回復力の高いカラダを手に入れることができるのです。

疲れにくいメンタルをつくる方法

これまで述べてきたとおり睡眠、食事、運動のマネジメントが回復の3本柱です。睡眠、食事で回復力を上げて、運動を通して疲れにくいカラダにチューンすれば将来も元気に生活できるようになるでしょう。

健康をマネジメントすると、自分のカラダに自信がついてくるので、メンタルも強くなります。「まだまだ自分はがんばれる！」「もっと働ける！」と思えるようになるのです。

すべてを一息におこなうことはできないので、1つの柱をさらに細分化して、できることから取り組んでいきましょう。たとえば「お酒の量を減らす」「白米を玄米に変える」「間食のお菓子を週に1回までにする」など、なんでもいいのです。1つずつこなしていくことが、回復のトレーニングでもあり、メンタルのトレーニングにもつながります。早寝早起きでもいいでしょう。

3時間睡眠で、毎日元気に働ける人は、おそらく学生時代の部活動や受験勉強を乗り越えた経験など、メンタルが鍛えられていて、それを仕事に転換できるのでしょう。

わたしには到底そんなメンタルはないので、仮に3時間しか眠れなかったら、仕事を切り上げてさっさと家に帰って寝てしまうでしょう。

会社の重役が当たり前に朝運動されるのは、結局自分を制する力をもっているからです。患者さんにも運動の大切さをアドバイスすると、すぐに実行できてしまう人がいます。

健康管理とは、たんに体調を整えたり、不定愁訴をなくしたりすることではなく、自分のカラダ、人生に責任感をもってマネジメントすることです。医療に携わっている医師が言う言葉ではないかもしれませんが、健康とは100パーセント自己責任です。病院、医療技術、社会保障制度、遺伝子のせいではありません。自分の食べたもの、運動、生活習慣が今の健康をつくるのです。医師を選ぶのも、医療機関にかかるタイミングも、すべてがあなたの手に委ねられています。

患者さんが「診療のおかげで元気になった」と言ってくださると、スタッフ一同とてもうれしく、ランチはその話題で持ちきりになります。

しかし、結局クリニックに来院しようと考えたご本人のお手柄ですし、当院を紹介してくださった友人をもっていたご本人の実力と言えます。

健康管理、疲労回復の究極状態を手に入れるためには、まずすべてが自己責任で、自分ですするしかないと理解することです。

睡眠時間がない、食事を変えられない、運動する時間がないと患者さんから聞いても「それは大変ですね。でも、がんばって生活習慣を改善していきましょう」としか言えません。

誰でも寝ていたい、好きなことをしていたい、基本的には怠け者なのです。ただ少しでも、できることから実行することで徐々に健康に対する行動力がついていきます。走れない人がフルマラソンを完走するには、まず少しずつ歩くことから始めなければいけません。カラダのトレーニングと同じで、メンタルも鍛えられていきます。

そういった意味で、疲れにくいメンタルをつくる方法とは、本書のアドバイスを少しずつ実行に移すことそのものだと言えます。アントニオ猪木さんが仰っていた「踏み出せば、その一足が道となる」とは、ほんとうにそのとおりです。メンタルを鍛えるのもカラダを鍛えるのも、自分が責任をもって1歩ずつ前に進むしかないのです。

運動嫌いはどうしたらいいのか

メンタルを鍛えて長期的な健康管理をめざしましょうと書きました。これが長い意味でのゴールであることは変わりません。とくに運動に関しては続けるコツがあります。

「運動がどうしても嫌いです」という患者さんには「どんなことだったらできますか？」と質問します。

わたしは朝5時に起きて7時まで、最低週に3回トレーニングをしています。ほんとうは毎日でもいいのですが、わたしの妻も朝運動するので、家に息子を寝かせたまま2人で外出するわけにはいかず、朝は週に3回なのです。

夕方、仕事の終わりにも週2回～3回、週末はサーフィンに行ったりするので長い時間運動することになります。

しかし大好きなサーフィンですら「めんどくさい」「寝ていたい」とサボりたくなることがあります。わたしは基本的に怠け者で、すぐにサボろうとします。これは中学生のころからそうだったので、本質はきっと一生変わらないでしょう。ですから、環境を工夫して運動、自分の理想とするカラダづくりを強制する必要があります。

運動に関しては、たとえば朝早いサーフィンは友人と約束してしまう、ウエットスーツとボードを用意して玄関に置いておけば出かけやすくなります。夜仕事から帰ってきてサーフボードの準備をしていると妻から「ほんとうに好きなんだね」と感心されますが、それだけではなく、朝起きて気が変わってしまうことを防ぐためでもあるのです。

朝のトレーニングも同様で、靴の用意、クラスを申し込んでしまうなど、さまざまな方法で「踏み出す一足」をラクにする工夫をしています。

マラソンやランニングのレースに申し込んでしまうのも有効です。エクササイズのクラスやジムの費用を1年分払ってしまえばもうあとには引けないでしょう。この方法は経済的に余裕がない人ほど真剣に取り組むので効果的でしょう。1年間の会費くらいでは経済的に痛手を受けないという人は別の方法を模索すべきかもしれません。

運動に関しては自分自身を強制的に追い込んでしまうことが必要だと思います。そして少しずつでも始めれば今度はカラダに変化が現れます。

運動のよいところはまったくしていない、運動歴のない人ほど少しの運動で起こる自分のカラダの変化に驚愕することです。運動をしていない人が週に3回の運動を2週間でも続ければ確実に大きな変化が現れます。

回復、睡眠、疲れやすさ、気分の良さ、すべてがよい方向へ変わったと実感できます。逆に言えばそれに気がつけば、よい意味で「運動中毒」になっていくでしょう。脳は気持ちのいいことを追求しようとするので、カラダを動かす気持ちのよさを実感すれば少しずつ運動量が増えていき、きっと1日３０００メッツを消化できるようになるはずです。

運動は朝の空腹時におこなうとやせやすくなります。また夜にトレーニングをすると眠りにくくなる人もいます。

しかし、そういうことばかり気にする人に限って運動しないことも多いのです。続けられる、自分が好きな時間を選んで、少しでもカラダを動かすのがよいと思います。

運動をしない細かい理由はほとんどの場合、自分自身への言い訳にすぎません。「体力がない、朝起きられない、時間がない、お金がかかる、子どもが、妻が、夫が……」。生活環境や仕事・家庭環境で大変なのはもちろんわかりますが、運動しなければ寿命が短くなります。健康が生命保険より老後の貯金よりも大切なことに気がつけばきっと本気になれるはずです。

立ちっぱなしと座りっぱなしの運動量

スタンディングデスクでやせるかと言えばそんなことはありません。座っている状態と立っている状態でカロリーを計算したリサーチによると、座っている状態では1時間に80カロリーの消費、立っていると88キロカロリー、歩くと210キロカロリーでした[※1]。

残念ながら立っているだけではやせたりはしないのです。やせることを目的にスタンディングデスクを使うのであれば、15分歩いたほうが効果的です[※1]。立っていても座っていてもメッツはほとんど変わりません。つまり運動にカウントすることができない量なのです。

座りっぱなしよりも、立ったり座ったりのさまざまな動作を取り入れることはカラダによいので、スタンディングデスクをお持ちの方は座ることと組み合わせて気楽に使えばよいと思います。ただし立っているだけでやせたり、健康になったり、回復力が上がったりはしません。あくまでも睡眠、食事、運動が必要だからです。

健康管理ができる人、できない人

「いつもエネルギッシュで、びっくりするぐらい体力がある」

そう感じる人はあなたの身近にいますか？　わたしにとってその存在は、オリンピックチームで主治医を務めるドクター仲間たちです。彼らは同じ人間かと疑うほど底なしの体力で精力的に活動しています。毎年全米の何処かで会いますが、通常宿泊先のホテルで一緒にトレーニングすることから朝が始まります。

昨年末、友人と一緒にエルサルバドルへ1週間のサーフィン旅行に行きました。40歳前後の私たちが毎朝5時に起きて、1日6時間全力でサーフィンを続けるバケーションでした。

激しい運動を長く続けられる理由は回復を考えて、日ごろから徹底したマネジメントをしているからです。プロテインシェイクを常備しており、運動後は1時間以内に必ず飲みます。はじめての土地なので見たこともない食べものもありましたが、基本的にたんぱく質、炭水化物、脂質のバランスを考えて料理を注文し、食事をします。

暑い環境なのでしっかりと水分を補給して暗くなって間もない、21時には寝てしまいます。バケーションなのでアルコールは飲みますが、アメリカ人はもともとアルコールの分解能力をもっていますし、次の日に残るような飲み方はしません。

滞在1週間の半分が過ぎたときに1日だけ休養を兼ねた半日サーフィンの日を設けて、残りはすべて毎日6時間おこなっていました。カラダもかなり酷使するのですが、ブレイクを挟むことで、回復をマネジメントしたのです。

最終日にはさすがに筋肉痛になるものの「今、強いマッサージを受けたら簡単に筋繊維を壊せるだろうな」と冗談を言い合っていました。カラダを酷使したあとの強いマッサージがどんな結果を招くのかも、きちんと考えているのです。

ドクター仲間たちは基本、週7回以上の運動をしています。有酸素運動に加えて、朝と夜にウエイトトレーニングをしっかりしているのです。7回以上はプロ並みのトレーニング量ですが、毎日世界トップのアスリートと仕事をする彼らにとってはそれが当たり前のことなのでしょう。

また、彼らはアメリカの都市部から離れたところに住んでいるので、自宅にバーベル、ダンベル、ケトルベルと言った基本的な道具を地下に完備しています。家や車ではなく、真っ先に健康投資をしているのが彼らしいと思います。

なぜそこまで徹底して健康管理をするのでしょうか？　カラダは買うことができないからです。最新の医療現場に携わっていることで、健康を損なうとどうなるかを実感しているからです。人生で大事なものは健康以上にはないことをよく知っているため、健康維持・増進にも取り組めるのだと思います。

わたしもジムのメンバーシップや運動、その他のカラダを動かすアクティビティにかかる費用に関しては「人生を買っている」と思っているので生命保険、医療保険よりも価値があると考えて投資を惜しみません。

生命保険は自分で絶対に使えませんが、健康への投資は100パーセント自分に帰ってくることがわかっているので、気持ちよく使える出費なのです。新しいゴルフクラブ、サーフボード、ランニングシューズ、自転車の購入でパートナーの説得にお困りの方はぜひ本書を読ませてあげてください。

「健康志向」と叫ばれますが、この言葉には語弊があります。健康志向とは、健康体を意識して生きている人たちのことだと思いますが、人生そのものが健康でいることで成り立っているのです。スティーブ・ジョブズ氏があの若さで亡くなったことを考えると、どんなに大金持ちでも、社会的に成功していても、健康なくして人生がないことは明白です。健康を志向するという言葉自体がおかしいのです。

毎日21時に寝て、朝5時に起きる生活なんてなんの楽しみもないと感じる人もいるでしょう。

「あなたの人生でもっとも大切なものはなんですか？」

この質問の答えに従えばよいと思います。人生はすべてを手に入れることはできません。週末の深酒が人生の価値であれば、それは命を削ってでも実行するべきでしょう。タバコを吸うことが孫の顔を見ることよりも大切な場合は吸い続けてください。社会的には喫煙者への風当たりが強くなっているので、努力しないと続かないでしょう。

睡眠時間を削って寿命を削りながら達成すべき仕事を成し遂げることも立派な生き方です。健康になることも、不健康になることも自分で選んだ行動を実行するだけで大差はないのです。

わたしは長生きを目的に生きているわけではありません。子どもと遊ぶ時間、健康のためのトレーニング時間、睡眠時間以外はほとんど仕事に割いています。またそんな自分が学んできたことを死ぬ前に世界へ届けるのが使命だと思っています。自分の頭に知識をどれだけ詰め込んでも死んでしまえばおしまいです。書籍はその知識を大勢の方々にお届けできるすばらしい方法だと実感しているので、今後も機会があれば続けたいと思っています。そのためには体力がいるので、健康管理に気をつけます。わたしが理想とする人生を楽しむためには、健康なカラダと体力が必要なのです。

「今がいちばん元気でいたい」

この気持ちが強いからこそ、トレーニングに足が向かいます。自分のカラダのポテンシャルをまだまだ１００パーセント出し切れているわけではないので、本来ならばもっとタイムマネジメントをして、夜のトレーニングを昼にもってきたいものです。

機能運動性をピークまで高めて維持し続ければ、長く元気に人生を送れます。旅行に行ったり、人との新しい出会いであったり、元気でなければできないことが大好きなので、人生を長く楽しむためにも、健康になろうと試行錯誤しています。

１週間のあいだに休肝日を何度かつくってみたり、いつもより少し早めに眠ってみたり、小さなことから突破口を開いて少しずつ広げていけば誰でも変われます。患者さんにも毎日伝えていることです。

そして本来は1対1でしか影響力を与えられないのが医師の仕事ですが、元気に生活しているのでこのような執筆の機会を与えられることもあります。毎日の診療でわたしが疲れ切っていたら、週末に深酒していたら、とてもこんな本を書く時間などは捻出できません。

仕事終わりに疲れていても運動をするべきか？

わたしが週5回以上は運動することを患者さんに伝えると「そんなにトレーニングをして疲れないのですか？」と質問されることがあります。

しかし、仕事で疲れを感じていても、仕事終わりに同僚とお酒を飲みに行ったり、電話で友人と話すことで疲れを感じなくなったという経験は誰にでもあるでしょう。さらに疲れるようなことをしているわけですが、疲労感がなくなるのはメンタルに好影響を与えるからです。

週に5回運動した程度で疲れてしまう体力の人こそ運動しなければなりません。1日の仕事が終わった時点で運動できないほど疲れている人も同じです。今できなければ5年後はもっとできなくなっていることは間違いありません。

仕事終わりの運動は、メンタルのリフレッシュになります。疲労感がある人は、肉体労働でもしていないかぎり、フィジカルよりもメンタルへの負担が大きいのです。帰宅してから軽く走る程度なら、くたくたになってしまう人はいません。

これはアクティブリカバリーと言って、運動することで末梢の血液循環をよくする回復法です。15分でもよいので、会社から帰ったら家の周囲を走ってみましょう。

本来はランナーが完全に休息するのではなく、軽く水泳をしたり、自転車に乗ったりと別の種目を使って軽くカラダを動かす方法です。1日中座りっぱなしのビジネスパーソンは多少カラダを動かすほうが次の日の調子はよくなるでしょう。1日座っている人は少し違う動きが欲しいので走ったり、水泳をしたほうが自転車よりもよいかもしれません。

休日の過ごし方も同じです。平日は仕事で忙しく、休みの日は1日中寝ていて回復に努めるという人もいると思います。

どれだけ睡眠をとっても、どれだけ栄養バランスに気をつけていても、カラダの機能運動性は上がりません。回復しても、回復の上限が低ければすぐに疲れてしまいます。カラダのキャパシティを上げるためには運動が必須の習慣です。運動を続けるからこそ、鍛えられて運動量を増やすことができます。週5日の運動くらいは当たり前になっていくでしょう。

最初は運動習慣がない人や運動が激しすぎる人は、運動直後に眠くなってしまうことがあるかもしれません。そのときには早めに寝たらいいのです。

運動はエネルギー産生を活性化させます。運動の習慣があって最近とくに疲れやすいという人は、オーバーワークになってしまっているかもしれません。

運動は必ずリカバリーとセットです。運動したあとに休んで、食事をとって、寝るからこそ運動の効果が出ます。リカバリーをサイクルに入れて考えなければば疲れやすくなり、最悪は怪我につながります。

オーバーワークのひとつの目安は、いつもと同じパフォーマンスが出ているかどうかです。たとえば、前回上がったウエイトが上がらない、昨日走れた距離が走れない場合は、オーバーワークになっている可能性があります。

わたしは、痛みを感じたり、パフォーマンスを出せそうもないときは、運動をやめることもあります。疲れはカラダの大事な信号です。ただ、メンタルが負けているのか、カラダが壊れるタイミングなのかはアップのセットをして判断します。カラダを始動させてみて、やる気が出てくれば気持ちの問題ですし、ほんとうにカラダが限界にきているときもあります。そのときは潔く休みます。

どんな運動も怪我のリスクはあります。わたしもサーフィンや柔術で頻繁に軽い怪我をしますが、早い段階でマネジメントすれば大事には至りません。怪我をしていたら無理はしませんし、睡眠を優先するので午前中からカフェインを飲む量を抑えます。

皆さんもカラダの異変を感じたら早めに専門医に相談することをお勧めしま

す。損傷は早い段階で診断してマネジメントすれば大事に至らないことが多いのですが、間違えたことをおこなって回復を遅らせてしまうことがよくあるからです。

とはいえ、わたしも仕事が忙しくて心の折れる日があります。かばんにジム用の靴が入っていても、思わず家に帰って妻に「心が折れた」と懺悔して早めに就寝してしまうことが時にはあります。

ただ、1週間単位ではサボらず4000メッツの運動をこなしています。旅行や出張などで運動のペースが崩れて、思ったトレーニングができなくなった瞬間はほんとうに衰えを感じます。そんな思いをしたくないのでつねにペースを開けずに運動しています。

参考までに現在のわたしの個人的なスケジュールは次のページのとおりです。朝にインターバルトレーニング、夜にストレングストレーニングが一般的です。わたしの性格上、気分で変わったり平日の朝トレーニングが5回になったり入れ替わりますが、週に最低5回以上の運動はおこなっています。週末は

著者の１日のスケジュール

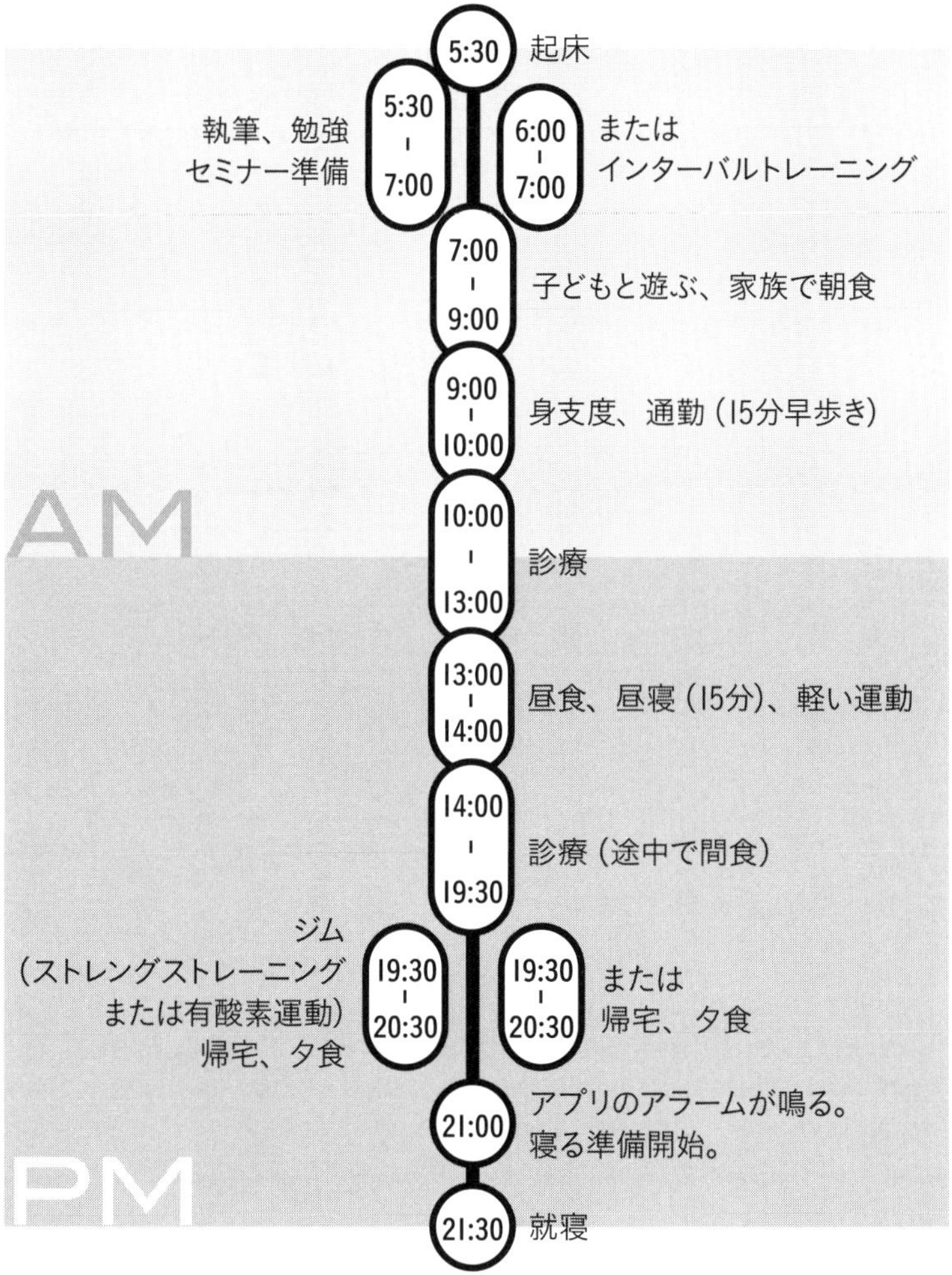

サーフィン、1時間程度の運動や家族との時間以外はほとんどすべて仕事や執筆に充てています。

運動やトレーニングでカラダに違和感を感じたら、完全に復活するまでストレングストレーニングをリハビリエクササイズに切り替えます。これは早めに損傷を見つけて作戦を立てることがポイントです。この場合は軽いダンベルやチューブを使って、ゆっくりな動きでトレーニングをします。

これらの一部は付録で紹介したエクササイズなので、運動の習慣がない人はここから始めましょう。ジムに行く必要も、ウエイトを触る必要もありません。まずは自重のトレーニングから始めて負荷が軽かったら、ダンベルを使ってみましょう。動きのトレーニングにもなります。

人間は神経や脳がすべてコネクトしながら特定の動きをします。マッスルメモリーと言いますが、何度も同じ動きをトレーニングするとカラダではなく脳神経系が動きをおぼえ、それらが筋肉を動かすのです。

正しい動きを練習してトレーニングすれば、とっさのときに正しい動きができるので、カラダも壊しにくくなります。重いものを持てる人と自分の体重すら支えられない人、どちらが故障しやすいか、長持ちするかは明らかです。

なぜそこまでして運動の習慣をもつのか？

わたしも昔からいまのような運動習慣や食生活を実行していたわけではありません。アメリカの大学で学んでいたときに、自分でつくっていったサンドウィッチに肉が入っていないのを見て、仲間から「プロテインが入ってないよ」と言われたことをいまだに覚えています。

彼らは入学当時から食事だけでなく、エクササイズもウエイトトレーニングもしていて、健康情報やトレーニングにとても詳しかったのです。

アメリカへ引っ越した20代後半からお酒の量も減りました。夜のパーティがサーフィンや空手などの好きな運動を通した楽しみに変わっていったのです。

また、人生色々と楽しいことがあるので、長生きしたほうが楽しめるという結論にも達しました。ニューヨークで医院を立ち上げるときは忙しくて運動する時間は週に数回30分程度走るだけと減ってしまいましたが、睡眠時間だけは削りませんでした。

健康管理をする目的はひとつで、自分のカラダがもっているポテンシャルを発揮して「いつまでも健康で長生きしたい」からです。とくにサーフィンは好きなので、年に1回〜2回、1週間〜2週間のサーフトリップで毎日6時間サーフィンしたいですし、走りたいときに走って、山登りしたいときに山登りができる体力を保っていたいと思います。

そのために、週に2回〜3回の水泳は欠かさず、体重の1・5倍の重りを持ちながらのバックスクワット、2倍の重りでのデッドリフトは維持できるようにしています。年齢を重ねても最低でも自分の体重と同じ重りをもってバックスクワットができていたいと思っています。

ただ、1万歩を歩いても、それ以上、機能運動性が高くなることはなく、負荷は段階的に上げていく必要があります。

ですから、少しでも重いものを上げたい、カラダの限界に挑戦したいと思っていなくても、トレーニングを重ねれば自然とウエイトは重くなっていくはずです。反対に言えば、腕立て伏せができない人にベンチプレスは不要です。

これは自分の体重を支えられない人に無理矢理負荷を掛けることになります。まずは自分の体重分の負荷を耐えられるようになってからウエイトに移行します。徐々に機能運動性を高めて、その能力を維持することで、人生を楽しめるカラダを維持できるのです。

疲れていて何もする気が起きない……

運動はハードルが高い、睡眠時間も確保できない。いまの自分の生活習慣を変えることは困難で、日中疲れていて、休日は何もする気が起きない……。そんな人はどうすればいいのでしょうか？

わたしは患者さんに「何ができますか？」と質問します。もし、休日眠ることができるなら、１日寝てもらいます。ただし、スタートは〝金曜日の夜〟からです。休日は金曜日の仕事が終わった瞬間から始まります。その前段階で、午後からコーヒーを飲まず、エナジードリンクなしで仕事をできるだけ早く終わらせます。

帰宅したら、20時以降はスマホを見ないで22時には就寝してください。土曜日に寝たいだけ寝たら、日曜日に少し運動する気になるかもしれません。休日に何もする気が起きない人は金曜日の夜も何もする気を起こさずにまっすぐに帰宅してください。

健康になるためのツールはたくさんあります。しかし、それらが置かれている部屋のドアは本人にしか開けられません。今こじ開けなければ、やがて開かずの間になってしまいます。

最初はゆっくり歩くことでも十分です。その後、4分でも5分でも走れたら、10分、30分と時間を延ばしていきましょう。ペースは考えずに。運動するとドーパミンという脳の快感ホルモンが分泌されるので、楽しくなってきます。昔していたスポーツに戻るのもよいでしょう。

お酒をどうしても飲みたいという人は土曜日の早い時間（お昼～17時まで）に済ませましょう。お酒を飲むときもチェイサーを使うと全然違います。ただし、お酒は飲まなければ飲まないほうがよいです。カフェインと比較してもアルコールは圧倒的にカラダに毒の飲みものです。

爪が割れやすい、肌の調子が悪い、湿疹が出る。これらはアルコールによる弊害かもしれません。やめたいときにやめられないのは典型的なアルコール依存症の第一歩であると自覚しましょう。

ただ、繰り返しますが、人生の目的は長生きではありません。自分にとって大事なものが飲み会やお酒であれば、そちらを優先したほうがしあわせな人生でしょう。

もし長生きしたい、元気で子どもと遊びたい、老後に旅行したければ、お酒はやめたほうがいいのです。健康は財布の中身のようなもので、どうがんばっても買えるものは決まってきます。それを振り分けて使わなければなりません。夜更かしと深酒を選ぶのであれば長生き、老後の健康はあきらめる覚悟が必要です。

稀にそんな生活でも長生きできる方がみえますが、これは生まれ持った財布の中身が多かったラッキーな人です。健康的な生活を送っていればもっと長生きしたかもしれません。逆に飲みすぎ、タバコの吸いすぎで50歳を迎えることなく、この世を去られた方も何人も見てきました。少なくとも健康になりたければ、アルコールは減らしたほうがいいでしょう。

タバコの数を減らすことと、やめることの違い

タバコがカラダに悪いことは説明の余地もないので詳しくは書きませんが、よくある間違いが、吸う本数を1日20本から1本に減らしたので、病気のリスクも20分の1に減ったと考えることです。1946年から2005年までの141のリサーチを分析したデータによると、肺がんに関してはこれは当てはまりますが、心臓病、脳血管疾患に関しては当てはまりません[※1]。

そしてタバコの害といえば誰もが肺がんを思いつきますが、実際はほとんどすべての病気、症状と関連するので病名を挙げることができないほどです。とくに日本、世界でもトップの死因を誇る心臓病、脳血管障害と喫煙の関係もはっきりとわかっているのでこれは無視できません。

つまり、タバコの本数を減らせば減らすほど肺がんのリスクは下がりますが、1本でも10本でも心臓病、脳血管障害で死亡するリスクは非喫煙者と比べて大幅に上がります。タバコの本数を減らしても、大してこれらのリスクは下がらないので、中途半端な減煙は意味がないのです。本数を減らして意味がないのであれば、おそらくタバコを軽くしても大差がないことは想像がつきます。

しかしタバコはほんとうにやめるのが難しい中毒性の高いドラッグです。イギリスの化学者が合法、非合法を問わずにカラダへの害や依存性などについて、20の薬物についてまとめたリサーチによると、タバコの依存性はヘロイン、コカインに続く3位でマリファナなどとは比べものになりません。

タバコは数ある薬物のなかでも非常にやめにくく常習性のあるものなのです。だからこそ、一刻も早いうちにやめてしまったほうがよいと言えます。

いつも疲れている人と いつもエネルギッシュに働ける人の違い

しっかり寝ていても、疲労感や倦怠感でいっぱいの人もいれば、3時間睡眠でも「どこからそのエネルギーが湧いてくるんだ？」と疑問に思うほど元気いっぱいの人もいます。

すぐに疲れてしまう人と、いつもエネルギッシュな人との違いはどこにあるのでしょうか？

体力が有り余っていて、元気いっぱいなのは子どもです。カラダから溢れ出るエネルギーで活動的になります。

しかし、人間は成人するにしたがって脳が働いてカラダを制御します。メンタルがついてこなければ体力も充実しません。

いつもエネルギッシュな人は、体力よりもメンタルの力が大きく作用していると思います。体力の問題を言い訳にしません。良いか悪いかは別として、どんなコンディションでも精神力で押し切って行動してしまうところがあります。

わたしのクリニックは、場所柄アメリカ人日本人を問わず、世界のトップ企業でハードに仕事をするビジネスパーソンが多いのですが、この人たちの仕事へのエネルギーは目を見張るものがあります。

また、会社組織でもトップへいくほど睡眠時間をしっかりとって運動量が多くなります。これは逆に考えると、「よく寝て運動すれば出世するのではないか？」と思い、何人もの患者さんに提案してみましたが、会社の出世とはそんなに簡単ではないそうです。

先に述べた商社マンのように、体育会系の出身者は、スポーツを通したトレーニング経験で精神が鍛えられている人が多く、不規則で仕事がハードな環境でもエネルギッシュに働けます。見た目に明らかに肥満型で、運動習慣もない人が精力的に活動するのは、メンタルの影響が大いにあります。

患者さんのなかでも経営者の方は外交的でエネルギッシュな人が多いです。

最大の特徴は、わたしのアドバイスをすぐに実行するところです。「週3回でも朝にトレーニングを始めたほうがいいですよ」と伝えると、次の日から実践していています。そうして、どんどん元気になっていくのです。

気分が乗らないときに運動をして、よくなったというのは誰でも経験があると思います。これはフィジカルがメンタルにおよぼす好影響です。カラダが元気な人は必ず運動の習慣をもっています。

また、運動習慣がなくても、そんな話をすると、すぐに運動を始めてカラダもメンタルもどんどん元気になっていきます。カラダを動かすことでメンタルも変わるのです。

患者さんには色々な運動を教えます。運動が続く方たちに「運動の習慣が続いてすばらしいですね」という話をすると不思議そうに「健康になるために通院しているのですから先生の言うことを守るのは当然です」という答えが返ってきます。この人たちに「やらないオプション」が存在しないのです。「できるかできないか?」ではなく、実行することしか頭にないのです。

このやる気、実行力はどうして備わったのでしょうか？
おそらくは繰り返し、自分との約束を守ることだけでしょう。これがきっとメンタルの強さ、自分を制する力なのでしょう。

よくエクササイズは朝におこなうのがよいと言われます。ただ、夜の運動で調子のよい人もいます。自分のスケジュールに合わせておこなうべきです。
朝と夜どちらがよいかよりも、大切なことは運動することです。細かい話を気にする前に、とにかく実行することが大切です。

ただし、運動だけをしても元気になりません。まず睡眠時間の確保、食事、そして運動でカラダのキャパシティを上げることがポイントです。
もし、皆さんが回復を意識して生活すれば、毎日3時間、4時間の睡眠でタフに働いている同僚に働き方で並ぶどころか凌ぐことができます。

数々のリサーチデータが示すように、睡眠不足は判断力を鈍らせます。仕事のパフォーマンスに影響が出ないはずがないのです。

「3時間しか寝ないでがんばって仕事を成し遂げた」ということは、3時間の睡眠時間の判断力で仕事を終わらせたということです。この人が8時間睡眠を取っていればもっと早く仕事が終わったかもしれません。

また3時間しか寝ずに、8時間睡眠の人よりも大きな成果を出しているとすれば、相当な能力の持ち主です。この人がしっかり寝れば、さらによい仕事ができるでしょう。

カラダに無理が利く人は、その分ポテンシャルが高いと言えます。ハードに働いてきたキャリアがあれば、メンタルもかなり鍛えられているでしょう。しかし睡眠不足で栄養状態が悪く、運動不足であればその人は潜在能力を発揮できません。凡人こそカラダを最大に回復させて仕事することで「健康マネジメントのできていない才能の持ち主」を追い抜くことができるのです。

仕事のスキルを身につけることも大切だと思いますが、そのスキルを使い尽くす健康維持こそがエネルギッシュに働く鍵です。

睡眠を十分にとって、しっかり栄養管理をして週に5回トレーニングをしている人が自分のカラダに自信をもてないはずがありません。パーソナリティも変わるはずです。メンタルだけではなく、身も心もエネルギッシュに仕事ができるようになるはずです。

集中力を早く取り戻す方法

ニューヨーカーは、仕事を一気に終わらせて定時で帰ろうとします。オンとオフの使い分けがはっきりしています。わたしも診療が終了すると5分で、まだ仕事をしているスタッフを残してジムに向かったりします。自分の仕事が終わっているのに、わたしが残る理由が何もないからです。

もちろん、休日出勤もいとわないという人もいますし、繁忙期は徹夜で働く人もいます。その意味では仕事に集中していると言えます。

集中力が途切れてしまったら、脳を騙すしかないので、環境をガラッと変えるしかありません。カラダを動かさずに頭だけを切り替えるのは非常に難しく、集中力が切れたときになんとか維持しようとすることほど、道理にかなわないことはありません。中途半端なマインドセットは通用しないので、違うことでリフレッシュするのがいちばんです。

仕事に集中できなくなったら、目を閉じて休む、運動する、場所を変える、まったく違う仕事をする、同僚とちょっとした会話をするなど、極端な方法を選ぶしかないでしょう。

カフェインは交感神経を刺激するので、やる気が高まります。コーヒーショップに行って、店員とちょっとした会話を交わしながらコーヒーを買い、デスクでコーヒーを飲めば、少し頭がリフレッシュされて、カフェインの効果が出てくる30分後には集中力は戻っているでしょう。ただし、睡眠におよぼす影響を考えて、就寝6時間前の摂取は避け、1日4カップまでにしましょう。

意外な疲労の原因

疲れを感じているときに、運動した場合を除いて、カラダが疲れているのか、頭が疲れているのかを見分けることはできません。

プロのアスリートでも一般の人でも怪我の原因のひとつが疲労であることはよく知られる事実です。つまり疲れた状態でのトレーニングがアスリートを危険にさらすのです。

これはある意味ビジネスパーソンも同じかもしれません。疲れた状態、疲労の溜まった状態では仕事での怪我（失敗）を招くかもしれません。この運動中の疲労とは単純に筋肉が疲れた状態ではなく、脳神経系の疲れが大きく関係します。脳がカラダをコントロールするのですが、この司令塔が疲れてしまい細かい箇所の動き、スイッチが入りにくくなり故障につながるといった状態です。

いかに疲れがカラダだけではなくメンタル、判断力などのカラダの機能すべてに影響を与えるかがわかるでしょう。アスリートが睡眠、食事に気を遣ったうえでトレーニングに望むのはパフォーマンスを出せるだけではなく、怪我の予防にもつながるので当然のことなのです。

また、スポーツの現場では脈拍の細かい動きからできるだけこの脳神経系、自律神経の状態を分析し、トレーニングのメニューに活かすようなこともされていますが、一般のビジネスパーソンにこれが届くまでにはもう少し時間がかかりそうです。

つまり本書のメインテーマとして話をしてきた疲労とは、肉体的な状態だけでなく、メンタル、精神的にもあり、脳神経を介して起こり、カラダを酷使するアスリートでもこれは同様なのです。そして頭とカラダの疲労を分けて考えることなどできません。つねに両方同時に働くからです。

その意味では、ヨガ、瞑想、カウンセリング、レジャー、趣味でもなんでも元気になる効果はあるでしょう。それはマッサージ、サウナ、岩盤浴、半身浴などの方法も同じです。

しかし長期的に「結局どうすれば疲労を消すことができますか？」と聞かれたときにもっとも大切な「睡眠、食事、運動」の3つを継続して欲しいと思い、本書ではほとんどそれ以外のことについては触れてきませんでした。

精神的な疲労であろうと肉体的な疲労であろうと、回復にショートカットは存在しません。例え精神的な疲労や問題を抱えていたとしても睡眠、食事、運動から突破口が開けるのです。

疲労の原因は間違いなく脳神経にあります。そもそも疲労を「感じる」のは脳であり、カラダではありません。

しかし、結局するべきことは同じです。あまり難しく考えずに、本書の方法を実行してみてください。読者の皆さんが年齢以上に活発で元気に生活を送る姿を楽しみにしています。

おわりに

現代の情報化社会では日本にいても英語の最新情報が入りますし、次から次へと新しい情報が発信されて、大切な本質が見えづらくなっていると感じます。

前著の『世界の最新医学が証明した究極の疲れないカラダ』は、機能運動医学についてどちらかといえば痛み、症状に焦点を当てた話をさせていただきました。民間療法や独自のさまざまな健康法が乱立する日本でも、医学的な診断に基づいた当たり前の医療をスタンダードにしたいと考えたからです。

今回は疲れを感じている個人が、自分の健康を長期的に管理すると考えたときに、書籍に限らず、さまざまな商品やサービスなど、あまりにも疲労回復に関する情報が溢れていて、大切な本質が知られていないと思い、ふたたび筆を取りました。

本書の内容はわたしが毎日の臨床で患者さんやアスリートたちにお話していることばかりです。
書いていても、わたしにとっては当たり前すぎるくらいに当たり前の話です。ただ、目新しい健康情報より、長く実践されて、ほんとうに効果があることが大切だと思っています。

患者さんにも何度も繰り返しお伝えしてきました。疲労回復や健康管理にショートカットは存在しません。お金を払っても誰もあなたのカラダを借りて睡眠を取ってくれたり、運動したりはしてくれません。

もちろんある程度の解決は可能です。たとえば、わたしが診療するハリウッドスターーは、専属のトレーナーを抱えていて、本人と一緒にトレーナーにもリハビリトレーニングを教えます。食事に関しては専属のコックに話をします。睡眠時間はマネージャーに生活リズムを聞いてアドバイスをしています。

一般の方に同じことは難しいかもしれませんが、近い実践はできると思います。運動管理、食事管理、スケジュール管理を自分でできないのであれば、お金を払って人の助けを借りるべきでしょう。健康を買う方法はありませんが、健康のマネジメントはお金で買うことができます。

しかし、結局実行するのは本人です。本気で健康になりたいと思っている方たちが、大げさな宣伝文句やブランディングに踊らされることなく、一直線に疲労を解消できる、疲労に強いカラダになる方法を習得してもらうために、この本が役立てばさいわいです。全員が実践すれば、平均寿命だけではなく、平均余命が伸びると思います。

そして、疲労回復についてこれ以上の難しい話や最新のデータを探し回る必要などありません。この3つが疲労回復の原則ですから、実践できて、それでも回復が物足りなくなったときに新しい情報を求めましょう。

誤解を恐れずに言うと、どれだけほかの情報を当たっても、本質的にここに記されている以上に効果的な考えは、少なくとも現在のところは見つからないでしょう。世界最先端のスポーツ医療が証明する究極の健康法です。

さて、今は何時でしょうか？

もしかして、22時を過ぎていませんか？

まだ起きていて、ここまで読み進んでいただいているのであれば、わたしの説得力不足でした。申し訳ありません。

最後にもう一度言わせていただきます。疲労回復の最大の秘訣は、とにかく実行することです。この本の内容を習慣にしましょう。

今すぐに本書を閉じて、ただちにカラダを休めてください。

ニューヨーク、マンハッタンの我が家にて

仲野広倫

参考資料

第1章　世界の最新医学からみる疲労のメカニズム

疲労が「溜まる」ことはあるのか？

1. http://www.mhlw.go.jp/toukei/saikin/hw/life/life16/dl/life16-06.pdf

疲労のメカニズム

1. American Heart Association. "Death rates among those with high blood pressure decreasing, but still high." ScienceDaily. ScienceDaily, 26 April 2011.
2. Whelton, Seamus P., et al. "Effect of aerobic exercise on blood pressure: a meta-analysis of randomized, controlled trials." Annals of internal medicine 136.7（2002）：493-503.

疲れを感じやすい人

1. Harrison Y, Horne J. 2000. The impact of sleep deprivation on decision making: A review. Journal of Experimental Psychology: Applied. 6:236-249

第2章　なぜ「疲れ」が根こそぎとれるのか？

細胞ベースで変わる

1. Fiatarone, Maria A., et al. "Exercise training and nutritional supplementation for physical frailty in very elderly people." New England Journal of Medicine 330.25（1994）：1769-1775.

隠れ疲労度セルフチェック

1. Cappuccio, Francesco P., et al. "Meta-analysis of short sleep duration and obesity in children and adults." Sleep 31.5（2008）：619-626.
2. Stranges, Saverio, et al. "Cross-sectional versus prospective associations of sleep duration with changes in relative weight and body fat distribution: the Whitehall II Study." American journal of epidemiology 167.3（2007）：321-329.
3. Metelitsa, Andrei I., and Gilles J. Lauzon. "Tobacco and the skin." Clinics in dermatology 28.4（2010）：384-390.

第3章　世界の最新医学が教える根こそぎ「疲れ」をとる方法

◎睡眠

睡眠の質を高めるさまざまな方法

1. Vanderveen, J. E., et al. "Caffeine for the sustainment of mental task performance: formulations for military operations." National Academy, Washington, DC（2001）
2. Milner, Catherine E., and Kimberly A. Cote. "Benefits of napping in healthy adults: impact of nap length, time of day, age, and experience with napping." Journal of sleep research 18.2（2009）：272-281.

睡眠時間は長くても短くても死亡率を上げる

1. Cappuccio, Francesco P., et al. "Sleep duration and all-cause mortality: a systematic review and meta-analysis of prospective studies." Sleep 33.5 (2010): 585-592.
2. Ferrie, Jane E., et al. "A prospective study of change in sleep duration: associations with mortality in the Whitehall II cohort." Sleep 30.12 (2007): 1659-1666.
3. Shan, Zhilei, et al. "Sleep duration and risk of type 2 diabetes: a meta-analysis of prospective studies." Diabetes care 38.3 (2015): 529-537.
4. Faraut, Brice, et al. "Immune, inflammatory and cardiovascular consequences of sleep restriction and recovery." Sleep medicine reviews 16.2 (2012): 137-149.
5. Van Cauter, Eve, et al. "Metabolic consequences of sleep and sleep loss." Sleep medicine 9 (2008): S23-S28.
6. Spiegel, Karine, Rachel Leproult, and Eve Van Cauter. "Impact of sleep debt on metabolic and endocrine function." The lancet 354.9188 (1999): 1435-1439.
7. Chaput, Jean-Philippe, et al. "The association between sleep duration and weight gain in adults: a 6-year prospective study from the Quebec Family Study." Sleep 31.4 (2008): 517-523.
8. Patel, Sanjay R., et al. "A prospective study of sleep duration and mortality risk in women." Sleep27.3 (2004): 440-444.
9. Qureshi, Adnan I., et al. "Habitual sleep patterns and risk for stroke and coronary heart disease A 10-year follow-up from NHANES I." Neurology48.4 (1997): 904-910.
10. https://sleepfoundation.org/how-sleep-works/how-much-sleep-do-we-really-need#
11. Kripke, Daniel F., et al. "Mortality associated with sleep duration and insomnia." Archives of general psychiatry 59.2 (2002): 131-136.
12. Sternberg, Daniel A., et al. "The largest human cognitive performance dataset reveals insights into the effects of lifestyle factors and aging." Frontiers in human neuroscience 7 (2013): 292.
13. Xu, Lin, et al. "Short or long sleep duration is associated with memory impairment in older Chinese: the Guangzhou Biobank Cohort Study." Sleep 34.5 (2011): 575-580.

14. Pase, Matthew P., et al. "Sleep architecture and the risk of incident dementia in the community." Neurology 89.12 (2017): 1244-1250.
15. Benito-León, J., et al. "Total daily sleep duration and the risk of dementia: a prospective population-based study." European journal of neurology 16.9 (2009): 990-997.
16. Xie, Lulu, et al. "Sleep drives metabolite clearance from the adult brain." science 342.6156 (2013): 373-377.
17. Grandner, Michael A., et al. "Extreme sleep durations and increased C-reactive protein: effects of sex and ethnoracial group." Sleep 36.5 (2013): 769-779.
18. Amagai, Yoko, et al. "Sleep duration and mortality in Japan: the Jichi medical school cohort study." Journal of epidemiology 14.4 (2004): 124-128.
19. "Self-reported sleep duration as a predictor of all-cause mortality: results from the JACC study, Japan." Sleep 27, no. 1 (2004): 51-54.
20. Grandner, Michael A., and Sean PA Drummond. "Who are the long sleepers? Towards an understanding of the mortality relationship." Sleep medicine reviews 11.5 (2007): 341-360.

体内時計

1. Marcheva, Biliana, et al. "Disruption of the clock components CLOCK and BMAL1 leads to hypoinsulinaemia and diabetes." Nature 466.7306（2010）：627.
2. Knutson, Kristen L., and Malcolm von Schantz. "Associations between chronotype, morbidity and mortality in the UK Biobank cohort." Chronobiology international（2018）：1-9.
3. https://sleepfoundation.org/sleep-topics/how-sleep-well-when-traveling-new-time-zone
4. Roenneberg, Till, et al. "Social jetlag and obesity." Current Biology 22.10（2012）：939-943.

アルコールと睡眠

1. Ebrahim, Irshaad O., et al. "Alcohol and sleep I: effects on normal sleep." Alcoholism: Clinical and Experimental Research 37.4（2013）.
2. Pase, Matthew P., et al. "Sleep architecture and the risk of incident dementia in the community." Neurology 89.12（2017）：1244-1250.

◎食事

食べていないのに太る？

1. Peel, Michael. "Hunger strikes." BMJ: British Medical Journal 315.7112（1997）：829.

医師が教えるクリーンな食事

1. Guenther, Patricia M., Jill Reedy, and Susan M. Krebs-Smith. "Development of the healthy eating index-2005." Journal of the American Dietetic Association 108.11（2008）：1896-1901.
2. National Institutes of Health. "Nutrient recommendations: Dietary reference intakes（DRI）." （2016）.
3. Bauer, Jürgen, et al. "Evidence-based recommendations for optimal dietary protein intake in older people: a position paper from the PROT-AGE Study Group." Journal of the american Medical Directors association 14.8（2013）：542-559.
4. https://www.acsm.org/docs/default-source/brochures/protein-intake-for-optimal-muscle-maintenance.pdf

栄養がエネルギーになるメカニズム

1. Menshikova, Elizabeth V., et al. "Effects of exercise on mitochondrial content and function in aging human skeletal muscle." The Journals of Gerontology Series A: Biological Sciences and Medical Sciences 61.6（2006）：534-540.

ファーストチョイスはたんぱく質

1. Song, Mingyang, et al. "Association of animal and plant protein intake with all-cause and cause-specific mortality." JAMA internal medicine 176.10（2016）：1453-1463.
2. Hoffman, Jay R., and Michael J. Falvo. "Protein-which is best?." Journal of sports science & medicine 3.3（2004）：118.
3. Hernández-Alonso, Pablo, et al. "High dietary protein intake is associated with an increased body weight and total death risk." Clinical Nutrition 35.2 (2016): 496-506.
4. Hooper, Lee, et al. "Effect of reducing total fat intake on body weight: systematic review and meta-analysis of randomised controlled trials and cohort studies." Bmj 345（2012）：e7666.

スーパーフードは効果的か

1. Abbott, Robert D., et al. "Coronary artery calcification in Japanese men in Japan and Hawaii." American journal of epidemiology 166.11（2007）：1280-1287.

日本人は炭水化物コントロールを！

1. Farvid, Maryam S., et al. "Dietary fiber intake in young adults and breast cancer risk." Pediatrics137.3（2016）：e20151226.

血糖値コントロールと回復

1. Mann, J., et al. "FAO/WHO scientific update on carbohydrates in human nutrition: conclusions." European journal of clinical nutrition 61.S1（2007）：S132.

2. Barclay, Alan W., et al. "Glycemic index, glycemic load, and chronic disease risk—a meta-analysis of observational studies." The American journal of clinical nutrition 87.3 (2008) : 627-637.
3. Wei, Xiaochao, et al. "De novo lipogenesis maintains vascular homeostasis through endothelial nitric-oxide synthase (eNOS) palmitoylation." Journal of Biological Chemistry286.4 (2011) : 2933-2945.
4. Avadhani, Radhika, et al. "Glycemia and cognitive function in metabolic syndrome and coronary heart disease." The American journal of medicine 128.1 (2015) : 46-55.
5. Rosenthal, J. Miranda, et al. "The effect of acute hypoglycemia on brain function and activation: a functional magnetic resonance imaging study." Diabetes 50.7 (2001) : 1618-1626.
6. Wake Forest University Baptist Medical Center. "Higher Blood Sugar Levels Linked To Lower Brain Function In Diabetics, Study Shows." ScienceDaily. ScienceDaily, 11 February 2009.

糖尿病は回復を遅らせる

1. Aszmann, Oscar, Patsy L. Tassler, and A. Lee Dellon. "Changing the natural history of diabetic neuropathy: incidence of ulcer/amputation in the contralateral limb of patients with a unilateral nerve decompression procedure." Annals of plastic surgery 53.6 (2004) : 517-522.
2. Weledji, Elroy P., and Pius Fokam. "Treatment of the diabetic foot-to amputate or not?." BMC surgery 14.1 (2014) : 83.
3. Rosenberg, Carol S. "Wound healing in the patient with diabetes mellitus." The Nursing clinics of North America 25.1 (1990) : 247-261.

GI値と血糖値

1. https://www.health.harvard.edu/diseases-and-conditions/glycemic-index-and-glycemic-load-for-100-foods
2. Liu, Simin, et al. "A prospective study of dietary glycemic load, carbohydrate intake, and risk of coronary heart disease in US women-." The American journal of clinical nutrition 71.6 (2000) : 1455-1461.
3. Barclay, Alan W., et al. "Glycemic index, glycemic load, and chronic disease risk—a meta-analysis of observational studies." The American journal of clinical nutrition 87.3 (2008) : 627-637.
4. Liu, Simin, et al. "A prospective study of dietary glycemic load, carbohydrate intake, and risk of coronary heart disease in US women-." The American journal of clinical nutrition 71.6 (2000) : 1455-1461.

脂は質にこだわる

1. Mozaffarian, Dariush, et al. "Plasma phospholipid long-chain ω-3 fatty acids and total and cause-specific mortality in older adults: a cohort study." Annals of internal medicine 158.7 (2013) : 515-525.
2. Mensink, Ronald P., et al. "Effects of dietary fatty acids and carbohydrates on the ratio of serum total to HDL cholesterol and on serum lipids and apolipoproteins: a meta-analysis of 60 controlled trials." The American journal of clinical nutrition77.5 (2003) : 1146-1155.
3. https://health.gov/dietaryguidelines/dga2010/dietaryguidelines2010.pdf
4. Lichtenstein, Alice H., et al. "Diet and lifestyle recommendations revision 2006: a scientific statement from the American Heart Association Nutrition Committee." Circulation 114.1 (2006) : 82-96.
5. Daley, Cynthia A., et al. "A review of fatty acid profiles and antioxidant content in grass-fed and grain-fed beef." Nutrition journal 9.1 (2010) : 10.
6. German, J. Bruce, et al. "A reappraisal of the impact of dairy foods and milk fat on cardiovascular disease risk." European journal of nutrition 48.4 (2009) : 191-203.
7. Lock, Adam L., et al. "Introduction to the proceedings of the symposium "Scientific Update on Dairy Fats and Cardiovascular Diseases"." Journal of the American College of Nutrition 27.6 (2008) : 720S-722S.
8. Katie Hafner, Fred A. Kummerow, an Early Opponent of Trans Fats, Dies at 102, New York Times (June 1, 2017) .

究極の食事　簡単実践篇

1. Holt, Susanne HA, et al. "A satiety index of common foods." European journal of clinical nutrition 49.9 (1995) : 675-690.

サプリメントだけで野菜は摂らなくても十分か

1. Hung, H.C., et al., Fruit and vegetable intake and risk of major chronic disease. J Natl Cancer Inst, 2004. 96(21): p. 1577-84.
2. He, F.J., et al., Increased consumption of fruit and vegetables is related to a reduced risk of coronary heart disease: meta-analysis of cohort studies. J Hum Hypertens, 2007. 21(9): p. 717-28.
3. He, F.J., C.A. Nowson, and G.A. MacGregor, Fruit and vegetable consumption and stroke: meta-analysis of cohort studies. Lancet, 2006. 367(9507): p. 320-6.
4. Yokoyama Yoko, Nishimura Kunihiro, Barnard Neal D, Takegami Misa, Watanabe Makoto, Sekikawa Akira, Okamura Tomonori, Yoshihiro Miyamoto. Vegetarian Diets and Blood Pressure: A Meta-analyisis. JAMA Intern Med. 2014;174(4):577-587.
5. Wiseman, M., The second World Cancer Research Fund/American Institute for Cancer Research expert report. Food, nutrition, physical activity, and the prevention of cancer: a global perspective. Proc Nutr Soc, 2008. 67(3): p. 253-6.
6. Giovannucci, E., et al., Risk factors for prostate cancer incidence and progression in the health professionals follow-up study. Int J Cancer, 2007. 121(7): p. 1571-8.

7. Christen, W.G., et al., Dietary carotenoids, vitamins C and E, and risk of cataract in women: a prospective study. Arch Ophthalmol, 2008. 126(1): p. 102-9.
8. Kamangar, Farin, and Ashkan Emadi. "Vitamin and mineral supplements: do we really need them?." International journal of preventive medicine 3.3 (2012): 221.
9. Muraki, I., et al., Fruit consumption and risk of type 2 diabetes: results from three prospective longitudinal cohort studies. BMJ, 2013. 347: p. f5001.
10. Bazzano, L.A., et al., Intake of fruit, vegetables, and fruit juices and risk of diabetes in women. Diabetes Care, 2008. 31(7): p. 1311-7.
11. Mursu, J., et al., Intake of fruit, berries, and vegetables and risk of type 2 diabetes in Finnish men: the Kuopio Ischaemic Heart Disease Risk Factor Study. Am J Clin Nutr, 2014. 99(2): p. 328-33.

水について

1. Gardner, John W. "Death by water intoxication." Military medicine 167.5 (2002) : 432.
2. Frizzell, R. Tyler, et al. "Hyponatremia and ultramarathon running." Jama 255.6 (1986) : 772-774.
3. Noakes, T. D., and D. B. Speedy. "Case proven: exercise associated hyponatraemia is due to overdrinking. So why did it take 20 years before the original evidence was accepted?." British journal of sports medicine 40.7 (2006) : 567-572.
4. Joo, Min A., and Eun Young Kim. "Hyponatremia caused by excessive intake of water as a form of child abuse." Annals of pediatric endocrinology & metabolism 18.2 (2013) : 95-98.
5. Jiménez-Pavón, David, et al. "Effects of a moderate intake of beer on markers of hydration after exercise in the heat: A crossover study." Journal of the international society of sports nutrition 12.1 (2015) : 26.
6. Wijnen, Annemarthe HC, et al. "Post-exercise rehydration: effect of consumption of beer with varying alcohol content on fluid balance after mild dehydration." Frontiers in nutrition 3 (2016) : 45.
7. Campbell, Sheila. "Dietary Reference Intakes: Water, Potassium, Sodium, Chloride, and Sulfate." Clinical Nutrition Insight 30.6 (2004): 1-hyhen.

乳製品

1. Mattar, Rejane, Daniel Ferraz de Campos Mazo, and Flair José Carrilho. "Lactose intolerance: diagnosis, genetic, and clinical factors." Clinical and experimental gastroenterology 5 (2012) : 113.
2. US Department of Health and Human Services. "Lactose Intolerance: Information for Health Care Providers." US Department of Health and Human Services (2006) : 1-6.
3. Kang, En-Jin, et al. "The effect of probiotics on prevention of common cold: a meta-analysis of randomized controlled trial studies." Korean journal of family medicine 34.1 (2013): 2-10.

糖質オフ、脂質オフの食品

1. Halyburton, Angela K., et al. "Low-and high-carbohydrate weight-loss diets have similar effects on mood but not cognitive performance-." The American journal of clinical nutrition 86.3 (2007) : 580-587.
2. Aude, Y. Wady, et al. "The national cholesterol education program diet vs a diet lower in carbohydrates and higher in protein and monounsaturated fat: a randomized trial." Archives of internal medicine 164.19 (2004) : 2141-2146.
3. Foster, Gary D., et al. "A randomized trial of a low-carbohydrate diet for obesity." New England Journal of Medicine 348.21 (2003) : 2082-2090.
4. Brehm, Bonnie J., et al. "A randomized trial comparing a very low carbohydrate diet and a calorie-restricted low fat diet on body weight and cardiovascular risk factors in healthy women." The Journal of Clinical Endocrinology & Metabolism88.4 (2003) : 1617-1623.
5. Samaha, Frederick F., et al. "A low-carbohydrate as compared with a low-fat diet in severe obesity." New England Journal of Medicine 348.21 (2003) : 2074-2081.
6. Yancy, William S., et al. "A low-carbohydrate, ketogenic diet versus a low-fat diet to treat obesity and hyperlipidemia: a randomized, controlled trial." Annals of internal medicine 140.10 (2004) : 769-777.
7. Sondike, Stephen B., Nancy Copperman, and Marc S. Jacobson. "Effects of a low-carbohydrate diet on weight loss and cardiovascular risk factor in overweight adolescents." The Journal of pediatrics142.3 (2003) : 253-258.
8. Volek, Jeff S., et al. "Comparison of energy-restricted very low-carbohydrate and low-fat diets on weight loss and body composition in overweight men and women." Nutrition & metabolism 1.1 (2004) : 13.
9. https://health.usnews.com/best-diet/best-diets-overall
10. Desrosiers, Tania A., et al. "Low carbohydrate diets may increase risk of neural tube defects." Birth defects research (2018) .

急激なダイエットの弊害

1. Pinto, Angela Marinilli, et al. "Successful weight-loss maintenance in relation to method of weight loss." Obesity 16.11 (2008) : 2456-2461.
2. Champagne, Catherine M., et al. "Dietary intakes associated with successful weight loss and maintenance during the Weight Loss Maintenance trial." Journal of the American Dietetic Association111.12 (2011) : 1826-1835.

3. Ball, Kylie, W. Brown, and David Crawford. "Who does not gain weight? Prevalence and predictors of weight maintenance in young women." International journal of obesity 26.12 (2002) : 1570.
4. https://www.niddk.nih.gov/health-information/weight-management/choosing-a-safe-successful-weight-loss-program
5. Dulloo, Abdull G., and J-P. Montani. "Pathways from dieting to weight regain, to obesity and to the metabolic syndrome: an overview." Obesity reviews 16.S1 (2015) : 1-6.
6. Vink, Roel G., et al. "The effect of rate of weight loss on long-term weight regain in adults with overweight and obesity." Obesity 24.2 (2016) : 321-327.
5. Ochner, Christopher N., et al. "Biological mechanisms that promote weight regain following weight loss in obese humans." Physiology & behavior 120 (2013) : 106-113.
6. Wadden, Thomas A., and David B. Sarwer. "Behavioral treatment of obesity." The management of eating disorders and obesity. Humana Press, Totowa, NJ, 1999. 173-199.
7. Chaston, T. B., J. B. Dixon, and P. E. O'brien. "Changes in fat-free mass during significant weight loss: a systematic review." International journal of obesity 31.5 (2007) : 743.
8. Fothergill, Erin, et al. "Persistent metabolic adaptation 6 years after "The Biggest Loser" competition." Obesity 24.8 (2016) : 1612-1619.
9. Carbone, John W., James P. McClung, and Stefan M. Pasiakos. "Skeletal muscle responses to negative energy balance: effects of dietary protein." Advances in Nutrition 3.2 (2012) : 119-126.
10. Ochner, Christopher N., et al. "Biological mechanisms that promote weight regain following weight loss in obese humans." Physiology & behavior 120 (2013) : 106-113.
11. Weinsier, Roland L., and Daniel O. Ullmann. "Gallstone formation and weight loss." Obesity 1.1 (1993) : 51-56.
12. Phelan, Suzanne, et al. "Prevalence and predictors of weight-loss maintenance in a biracial cohort: results from the coronary artery risk development in young adults study." American journal of preventive medicine 39.6 (2010) : 546-554.
13. Inc. G [cited 2011 May 12];Six in ten Americans have dieted to lose weight. 2005 Gallup Poll]. Available from: http://www.gallup.com/poll/17890/six-americans-attempted-lose-weight.aspx.
14. Wadden, Thomas A., and David B. Sarwer. "Behavioral treatment of obesity." The management of eating disorders and obesity. Humana Press, Totowa, NJ, 1999. 173-199.
15. Dulloo, Abdull G., and J-P. Montani. "Pathways from dieting to weight regain, to obesity and to the metabolic syndrome: an overview." Obesity reviews 16.S1 (2015) : 1-6.
16. Soeliman, Fatemeh Azizi, and Leila Azadbakht. "Weight loss maintenance: A review on dietary related strategies." Journal of research in medical sciences: the official journal of Isfahan University of Medical Sciences 19.3 (2014) : 268.

体重の目安はBMIとウエストヒップの差

1. World Health Organization. "Waist circumference and waist-hip ratio: report of a WHO expert consultation, Geneva, 8-11 December 2008." (2011) .
2. World Health Organization. "Waist circumference and waist-hip ratio: report of a WHO expert consultation, Geneva, 8-11 December 2008." (2011) .
3. Srikanthan, Preethi, Teresa E. Seeman, and Arun S. Karlamangla. "Waist-hip-ratio as a predictor of all-cause mortality in high-functioning older adults." Annals of epidemiology 19.10 (2009) : 724-731.
4. Seidell, J. C. "Waist circumference and waist/hip ratio in relation to all-cause mortality, cancer and sleep apnea." European journal of clinical nutrition64.1 (2010) : 35.

カフェイン、エナジードリンクは摂取してもよいか

1. Vanderveen, J. E., et al. "Caffeine for the sustainment of mental task performance: formulations for military operations." National Academy, Washington, DC (2001)

アルコールは少量でもカラダの毒

1. Room, Robin, Thomas Babor, and Jürgen Rehm. "Alcohol and public health." The lancet 365.9458 (2005) : 519-530.
2. Rehm J, Room R, Graham K, Monteiro M, Gmel G, Sempos CT. The relationship of average volume of alcohol consumption and patterns of drinking to burden of disease—an overview. Addiction 2003; 98: 1209–28.
3. McKee M, Britton A. The positive relationship between alcohol and heart disease in eastern Europe: potential physiological mechanisms. J R Soc Med 1998; 91: 402–07.
4. Smith-Warner SA, Spiegelman D, Yaun SS, et al. Alcohol and breast cancer in women: a pooled analysis of cohort studies. J Am Med Assoc 1998; 279: 535–40
5. Topiwala, Anya, et al. "Moderate alcohol consumption as risk factor for adverse brain outcomes and cognitive decline: longitudinal cohort study." bmj 357 (2017) : j2353.
6. Hong-Brown, Ly Q., Robert A. Frost, and Charles H. Lang. "Alcohol impairs protein synthesis and degradation in cultured skeletal muscle cells." Alcoholism: Clinical and Experimental Research25.9 (2001) : 1373-1382.
7. http://www1.mhlw.go.jp/topics/kenko21_11/b5.html
8. https://www.cdc.gov/alcohol/fact-sheets/moderate-drinking.htm

9. Brooks, Philip J., et al. "The alcohol flushing response: an unrecognized risk factor for esophageal cancer from alcohol consumption." PLoS medicine 6.3 (2009) : e1000050.

10. Chang, Jeffrey S., Jenn-Ren Hsiao, and Che-Hong Chen. "ALDH2 polymorphism and alcohol-related cancers in Asians: a public health perspective." Journal of biomedical science 24.1 (2017) : 19.

11. Edenberg, Howard J. "The genetics of alcohol metabolism: role of alcohol dehydrogenase and aldehyde dehydrogenase variants." Alcohol Research & Health 30.1 (2007) : 5.

疲労回復ドリンク、サプリメントは有効か?

1. Centers for Disease Control and Prevention. "Antibiotic prescribing and use in doctor's offices." Updated September 25 (2017).

◎運動

運動が健康におよぼす効果

1. Garber, Carol Ewing, et al. "Quantity and quality of exercise for developing and maintaining cardiorespiratory, musculoskeletal, and neuromotor fitness in apparently healthy adults: guidance for prescribing exercise." Medicine & Science in Sports & Exercise 43.7 (2011) : 1334-1359.

2. American Heart Association. "American Heart Association recommendations for physical activity in adults." Disponible en (2014).

3. World Health Organization. "Global recommendations on physical activity for health." http://www. mydialogue. info/files/ (2012). Arem, Hannah, et al. "Leisure time physical activity and mortality: a detailed pooled analysis of the dose-response relationship." JAMA internal medicine 175.6 (2015) : 959-967.

運動量と死亡率

1. Arem, Hannah, et al. "Leisure time physical activity and mortality: a detailed pooled analysis of the dose-response relationship." JAMA internal medicine 175.6 (2015) : 959-967.

2. Armstrong, Timothy, and Fiona Bull. "Development of the world health organization global physical activity questionnaire (GPAQ) ." Journal of Public Health 14.2 (2006) : 66-70.

3. Gebel, Klaus, et al. "Effect of moderate to vigorous physical activity on all-cause mortality in middle-aged and older Australians." JAMA internal medicine 175.6 (2015) : 970-977.

4. Kyu, Hmwe H., et al. "Physical activity and risk of breast cancer, colon cancer, diabetes, ischemic heart disease, and ischemic stroke events: systematic review and dose-response meta-analysis for the Global Burden of Disease Study 2013." bmj 354 (2016) : i3857.

インターバルトレーニング

1. Garber, Carol Ewing, et al. "Quantity and quality of exercise for developing and maintaining cardiorespiratory, musculoskeletal, and neuromotor fitness in apparently healthy adults: guidance for prescribing exercise." Medicine & Science in Sports & Exercise 43.7 (2011) : 1334-1359.

2. Menshikova, Elizabeth V., et al. "Effects of exercise on mitochondrial content and function in aging human skeletal muscle." The Journals of Gerontology Series A: Biological Sciences and Medical Sciences 61.6 (2006) : 534-540.

3. Robinson, Matthew M., et al. "Enhanced protein translation underlies improved metabolic and physical adaptations to different exercise training modes in young and old humans." Cell metabolism25.3 (2017) : 581-592.

4. Taylor, Denise. "Physical activity is medicine for older adults." Postgraduate medical journal (2013) : postgradmedj-2012.

第5章　疲労に関するさまざまな疑問

体型と疲れやすさの関係

1. Berrington de Gonzalez, Amy, et al. "Body-mass index and mortality among 1.46 million white adults." New England Journal of Medicine 363.23 (2010) : 2211-2219.

2. Liu, Jing, et al. "The association between body mass index and mortality among Asian peritoneal dialysis patients: A meta-analysis." PloS one 12.2 (2017) : e0172369.

3. Zheng, Wei, et al. "Association between body-mass index and risk of death in more than 1 million Asians." New England Journal of Medicine 364.8 (2011) : 719-729.

4. Sasazuki, Shizuka, et al. "Body mass index and mortality from all causes and major causes in Japanese: results of a pooled analysis of 7 large-scale cohort studies." Journal of epidemiology 21.6 (2011) : 417-430.

立ちっぱなしと座りっぱなしの運動量

1. Creasy, Seth A., et al. "Energy expenditure during acute periods of sitting, standing, and walking." Journal of Physical Activity and Health 13.6 (2016) : 573-578.

タバコの数を減らすことと、やめることの違い

1. Hackshaw, Allan, et al. "Low cigarette consumption and risk of coronary heart disease and stroke: meta-analysis of 141 cohort studies in 55 study reports." Bmj 360 (2018) : j5855.

2. Nutt, David, et al. "Development of a rational scale to assess the harm of drugs of potential misuse." The Lancet 369.9566 (2007): 1047-1053.

[著者プロフィール] **仲野広倫** なかの・ひろみち

米国政府公認カイロプラクティックドクター（DC）
ロサンゼルス生まれ、日本育ち。大正15年創業仲野整體4代目として幼少のころより自然治療に触れて育つ。明治国際医療大学卒業後、三重県四日市市の仲野整體本院での修行を経て単身渡米。南カリフォルニア健康科学大学でカイロプラクティック認定スポーツ医（CCSP）を取得。ニューヨーク マンハッタンの5番街でTAIカイロプラクティックを開業。先進医学の診断とコンサーバティブな治療法を組み合わせた診療で、ハリウッドスター、アメリカを代表するセレブから五輪メダリストなどを多数顧客に抱えるアメリカでもっとも成功している日本人カイロプラクターの1人。患者への処方箋を自らも実践し、食事、運動、睡眠、治療を通じて健康的な生活を送りながら、アメリカ最新のスポーツ医学、機能運動性を回復することで長く元気に生きる医学である機能運動医学を世界へ伝えるために出版、セミナー活動なども精力的におこなう。妻、息子とともにマンハッタン在住。著書に『世界の最新医学が証明した 究極の疲れないカラダ』（アチーブメント出版）がある。

趣味：サーフィン、旅行、ランニング、水泳、筋トレ、ブラジリアン柔術。

アチーブメント出版 [twitter] @achibook [Instagram] achievementpublishing
[facebook] http://www.facebook.com/achibook

世界の最新医学が証明した
根こそぎ「疲れ」がとれる究極の健康法

2018年（平成30年）7月24日 第1刷発行

著者	仲野広倫
発行者	青木仁志
発行所	アチーブメント出版株式会社 〒141-0031 東京都品川区西五反田2-19-2 荒久ビル4F TEL 03-5719-5503／FAX 03-5719-5513 http://www.achibook.co.jp
装丁	鈴木大輔・江﨑輝海（ソウルデザイン）
本文デザイン	華本達哉（aozora.tv）
写真	関根孝
モデル	ヴィッキー（Vicky）
衣装	アディダス（☎0570-033-033）
印刷・製本	株式会社光邦

ISBN 978-4-86643-028-7